软组织松解术实践指南

（第3版）

预防损伤、缓解疼痛与提升运动表现

[英]玛丽·桑德森（Mary Sanderson）著　叶文晖 徐成 译

U0258403

人民邮电出版社

北京

图书在版编目（CIP）数据

软组织松解术实践指南：预防损伤、缓解疼痛与提升运动表现：第3版／（英）玛丽·桑德森（Mary Sanderson）著；叶文晖，徐成译. -- 北京：人民邮电出版社，2020.12（2024.1重印）
ISBN 978-7-115-54107-9

Ⅰ. ①软… Ⅱ. ①玛… ②叶… ③徐… Ⅲ. ①运动医学－软组织－松解术－指南 Ⅳ. ①R686-62②R87-62

中国版本图书馆CIP数据核字(2020)第090328号

免责声明

本书内容旨在为大众提供有用的信息。所有材料（包括文本、图形和图像）仅供参考，不能替代医疗诊断、建议、治疗或来自专业人士的意见。所有读者在需要医疗或其他专业协助时，均应向专业的医疗保健机构或医生进行咨询。作者和出版商都已尽可能确保本书技术上的准确性以及合理性，并特别声明，不会承担由于使用本出版物中的材料而遭受的任何损伤所直接或间接产生的与个人或团体相关的一切责任、损失或风险。

内 容 提 要

　　本书共分为9个部分，第1部分到第2部分对软组织松解术的作用原理、主要功能、评估方法、技术分类和注意事项等基础知识进行了介绍；第3部分到第5部分分别对不同解剖区域的运动功能及涉及的主要肌肉、常见问题和软组织松解方案进行了详细讲解和真人展示；第6部分到第9部分主要介绍了针对不同时间、不同人群的软组织松解术的实施方法及注意事项。不论是希望实现自我放松的普通人，还是希望提升自身水平的运动康复师，都可从本书中获得益处。

　◆　著　　　[英]玛丽·桑德森（Mary Sanderson）
　　　译　　　叶文晖　徐　成
　　　责任编辑　刘　蕊
　　　责任印制　周昇亮

　◆　人民邮电出版社出版发行　　北京市丰台区成寿寺路 11 号
　　　邮编　100164　　电子邮件　315@ptpress.com.cn
　　　网址　https://www.ptpress.com.cn
　　　涿州市般润文化传播有限公司印刷

　◆　开本：700×1000　1/16
　　　印张：10.5　　　　　　　　　　2020 年 12 月第 1 版
　　　字数：136 千字　　　　　　　　2024 年 1 月河北第 3 次印刷

　　　著作权合同登记号　图字：01-2019-0152 号

定价：88.00 元
读者服务热线：(010)81055296　印装质量热线：(010)81055316
反盗版热线：(010)81055315
广告经营许可证：京东市监广登字 20170147 号

目录

缩略语表

CEO common extensor origin 伸肌总腱

CFO common flexor origin 屈肌总腱

CTM connective tissue massage 结缔组织按摩

GAG glycosaminoglycan 糖胺聚糖

ITB iliotibial band 髂胫束

LSSM London School of Sports Massage 伦敦运动按摩学校

MET muscle energy technique 肌肉能量技术

MTPJ metatarsophalangeal joint 跖趾关节

NMT neuromuscular technique 神经肌肉技术

PIR post-isometric relaxation 等长收缩后放松

PSIS posterior superior iliac spine 髂后上棘

RI reciprocal inhibition 交互抑制

RICE rest, ice, compression, elevation 休息、冰敷、加压包扎、抬高

ROM range of movement 关节活动度

RSI repetitive strain injury 重复性劳损

SCM sternocleidomastoid 胸锁乳突肌

SPD symphysis pubis dysfunction 耻骨联合功能障碍

STR soft tissue release 软组织松解术

TFL tensor fasciae latae 阔筋膜张肌

TMJ temporomandibular joint 颞下颌关节

TTH tension-type headache 紧张性头痛

引言

软组织松解术（STR）是一种动态的、多功能的参与型按摩技术，我曾在20年前通过这种技术治疗好了自己的伤痛。

运动是我一生所爱。在伦敦运动按摩学校（LSSM）攻读体育学专业并成为按摩治疗师后，运动不仅是我的爱好，更成了我的职业。我运用学到的按摩技术及掌握的专业知识，在运动损伤的预防和治疗方面都取得了一些成就。我的职业生涯得到了快速发展。然而在1992年底，由于髋关节损伤，运动带给我的这种成就感直线下滑。我因伤痛而无法跑步。

我遍访专家并尝试了各种治疗技术。我也曾进行过全面的生物力学评估，但结果显示未见明显缺陷，未达到需要矫正的程度。一位脊椎按摩师曾检查我的骶髂关节，并认为我的关节很僵硬。还有一位物理治疗师给我留下了非常深刻的印象，因为他给了我非常精确的诊断，认为我患有"臀中肌筋膜室综合征"。所有的评估和诊断都很准确、很有价值，但是我仍然无法跑步。就像臀中肌强化训练一样，任何使用深度按抚法的按摩技术似乎都会加重我的不适。后来，我偶遇一位美国按摩治疗师，他向我介绍了一种先进的按摩疗法。他先让我侧卧，然后用手肘用力按压我的阔筋膜张肌（TFL）并让我移动髋部。在受伤后的3年，我无法正常跑步，但经过这位治疗师的治疗，效果立竿见影。我要求进行进一步的治疗和具体的重塑训练，以维持这样的治疗效果，并将损伤复发的可能性降至最低。从那天起，我的疼痛感逐渐消失。

我的职业生涯和运动生活都出现了新的转机。软组织松解术——运动与实操的结合，使我的运动生活重回正轨，我也因此走上了一条全新的职业道路。对软组织实施细致、精确的技术性治疗，往往是物理治疗中缺失的环节。熟练的按摩并不能解决所有的问题，却是非常重要的辅助治疗手段。大多数损伤都是由轻微的软组织功能障碍和肌肉失衡导致的，通过正确的按摩治疗可以使其恢复。

经验丰富的按摩治疗师在遇到病情反复复发的组织时，几乎都会选择从运动功能开始诊断，所以会有很多类似的治疗方式。（在这本书中，我根据过去21年的工作经验，总结了一些效果很好的技术。）软组织松解术优于传统的按摩技术。按摩治疗方面的经验可以为软组织松解术的有效实施提供基础，对于熟练的治疗师来说，治疗技术和患者的积极配合，都是迈向成功的重要因素。

我首次介绍软组织松解术是在伦敦运动按摩学校，通过自身的经验积累以及与其他治疗师的交流学习，我在这一专业领域的知识与技能得到了提升。本书仅介绍有效评估和治疗软组织损伤的方式，而非诊断损伤的方法。

玛丽·桑德森（Mary Sanderson）

2012年5月

第1部分
软组织松解术介绍

软组织功能障碍

软组织

肌肉骨骼系统由骨骼、关节和软组织组成，软组织中包含骨骼肌以及筋膜、肌腱和韧带等结缔组织。韧带是一种纤维性结缔组织，其作用是连接骨骼，以形成并稳定关节。体态的保持和身体的运动是通过肌肉的收缩与放松来实现的。肌腱与腱膜是肌筋膜的增厚延伸，它们将肌肉和韧带与骨膜（骨骼周围的一层组织）连接起来。筋膜包裹并支撑着身体里的所有肌肉和器官。筋膜将不同的肌肉分离，同时确保肌肉之间平稳的滑动。筋膜平面为神经、血管和淋巴管提供了通道。因此，筋膜对于维持肌肉健康至关重要。筋膜撕裂或过度紧绷会使其弹性缺失，导致慢性组织充血。

过度使用损伤

肌肉时常发生轻微的拉伤。如果一个人每天都进行各种各样的运动，能够控制动态和静态姿势（动态中控制并稳定身体，静态中保持姿势），能够充分休息并且均衡地摄入营养，那么这些拉伤可以痊愈且不会复发。

但事实并非如此，很多人都会重复某个动作，或是生活习惯所致，或是工作需要，又或是体育活动追求。周而复始，重复的姿势和运动不断地给已经受影响的部位施加压力，可能导致这些部位的轻微撕裂。身体组织为了保护自己不被进一步使用，在撕裂的周围还会产生二次张力（副拉力）。身体组织自我修复的同时会形成胶原组织。轻微损伤、二次张力和修复都在人体内悄然发生。然而，长年累月的持续活动使同一组织不断遭受创伤，因此组织不断承受张力并且一直保持纤维化。身体适应了高度紧张状态，体态也随之改变，筋膜也因为要支持肌肉运动而缩短和增厚。

肌无力、失衡和功能衰退日益明显，而我们并未察觉到身体发出的功能障碍警告信号，甚至直到身体因持续超负荷而导致伤痛时才发觉。这样的功能损伤有多种表现形式，如严重的软组织创伤（腘绳肌拉伤、各种肌腱损伤和椎间盘纤维环撕裂等）。

这就是过度使用损伤的产生过程，但具体成因却可能包括多方面因素，并且常常难以判断何为首要因素。过度使用损伤的诱发因素包括以下几种。

- 日常生活中的错误姿势。如久坐在计算机屏幕前的不良姿势，在这种情况下，肩胛带和头部都会长时间前伸，从而影响相关部位的活动与功能。

- 运动过程中使用了错误的或不适当的装备。如骑坐装配不当（如车座太低）的自行车，或在弧形坡道上进行长跑。

- 运动技术不正确。如打高尔夫球时的挥杆方式不正确，这将会给身体的某些结构施加不必要的压力。

- 突然调整训练和技术。如跑步里程的突然增加。

- 不进行充分的热身运动。充分的热身运动可以修复组织对损伤的弹性适应能力。

- 活动后没有完全恢复。如缺乏休息或营养不良，这样会损害身体的治愈能力。

- 突然进行超出组织所能承受的柔韧程度的活动。

- 肌肉平衡（肌肉之间共同运动的相对强度）出现问题。如果肌肉失衡，关节处就会出现不均匀的拉力，进而影响其关节活动度（ROM）。

- 个人特殊的生物力学状况。如足内翻或足外翻，单独进行重塑训练不足以矫正，可能还需要辅以其他矫正计划。

- 先天问题。如脊椎侧弯或早期损伤都会使身体张力不均。

- 年龄因素。结缔组织随着年龄的增加会变得僵硬，更容易受伤且恢复得更慢。

下面是过度使用损伤形成的示例。一个长跑运动员，因为增加了在丘陵地带的跑步里程，造成了股四头肌轻微撕裂。跑步时会有一条腿稍占优势，这意味着这条腿需要更长的恢复时间，股四头肌会发展成慢性紧张，并和髂胫束（ITB）粘连。由于阔筋膜张肌（TFL）过度运动且张力亢进，同侧的臀中肌将受到抑制。运动员并未发现这一切，继续训练。不久之后，膝关节外侧就会出现剧烈疼痛，导致运动员无法跑步。髂胫束不断刺激股骨外侧髁，运动员会认为疼痛是近期膝盖受伤导致的，事实上它源于更早的股四头肌和臀肌损伤。

要想解决过度使用所导致的劳损，较合理的方法是对骨盆与背部的位置、髋部平衡和骨盆及背部的肌肉结构进行检查。从治疗的角度讲，必须解决阔筋膜张肌、髂胫束以及它们与股外侧肌的粘连处的问题。从强化的角度讲，臀中肌可能需要注重恢复平衡，并防止阔筋膜张肌过度紧绷。治疗后可提供以下建议：确保运动员训练后进行充分的拉伸；检查运动中采用了哪些会影响肌肉结构的姿势；检查训练是否多样化及均衡化，从而抵消长跑造成的重复使用性损伤。

结缔组织和筋膜

了解结缔组织的结构有助于理解软组织技术，如了解软组织松解术对于治疗和维持肌肉骨骼系统的健康具有强大的积极作用的原因。韧带、肌腱、筋膜、支持带和骨膜都属于结缔组织，它们的结构大体相同，但比例各异，其具体比例主要取决于它们的功能。

筋膜是由不同层次的纤维性结缔组织组成的，包裹或环绕了身体的各个结构。筋膜包括两层：一层是表层或浅表筋膜，从头到脚趾，包裹全身；另一层是深层筋膜，包裹身体各器官、内脏和肌肉。肌筋膜是连接骨骼肌的筋膜，肌腱是肌筋膜的纤维延伸，它们使肌肉可以跨过关节与骨膜相连。

所有的结缔组织都是由柔韧的胶原蛋白、弹性蛋白和网状纤维构成的细胞外基质组成的，周围环绕着一层由水和糖胺聚糖（GAG）构成的基质。胶原蛋白中长长的白纤维（胶原纤维）是结缔组织的主要成分，它们坚韧的丝赋予了组织形状、强度、弹性和结构完整性（Juhan, 1998）。基质内嵌有细胞，如成纤维细胞和软骨细胞，它们可以在组织受损时进行修复（Lederman, 2005）。特定结缔组织的功能取决于细胞外基质和细胞间质的结构。在纤维性结缔组织中，如肌腱、韧带、筋膜及细胞间质中含有少量液体，以及大量的胶原纤维和弹性纤维，形成了一种坚韧的纤维物质（Juhan, 1987）。肌腱将胶原纤维平行排列，以增强其强度和硬度。然而在韧带中的胶原纤维却松散地分布于不同方向，以应对多方向的力量（Lederman, 2005）。

细胞间质起到了润滑的作用，使纤维之间能够滑动（Williams, 1995），为交换如氧气、营养物质和细胞废物等元素提供了媒介（Juhan, 1987）。因此，基质会影响细胞的健康。

细胞间质可以从一种限制移动的凝胶状物质转变为一种更灵活的状态，从而促进移动。这种属性称为触变性。运动、软组织控制、高温、振动能维持多孔、含水的细胞间质，可确保气体和营养交换，以及胶原纤维和弹性纤维的平稳滑动。

损伤、长期压力和不活动会导致细胞间质脱水和硬化，形成粘连和瘢痕组织。成纤维细胞迁移到受伤部位并分泌胶原蛋白。当组织在一段时间内持续受到压力时，胶原蛋白增厚并通过筋膜网扩散。胶原纤维的随机分层降低了其伸长的可能性，从而限制了结缔组织的活动（Juhan, 1987）。

由于所有的骨骼肌都由肌筋膜组织支撑，局部损伤或压力可导致全身代偿性转移。筋膜组织的刚性使软组织固定于拉紧和功能障碍的状态，最终发生病理生理性变化。筋膜撕裂会引起骨骼的微小移动，从而刺激关节表面，进一步导致反射性的软组织功能障碍（Chaitow, 1996）。动作模式改变或减少的情况会进一步使神经组织、血液、淋巴管混合受压。肌筋膜组织的修复不仅是缓解肌肉紧张的基础，还是纠正姿势、降低神经兴奋性及改善静脉和淋巴管流动性的基础。

急性损伤和亚急性损伤

外力创伤或重复性细微撕裂（过度使用损伤）皆可导致重大创伤。从受损纤维的数量可以判断出损伤的严重程度。纤维撕裂可能出现于肌肉内，也可能出现于肌肉间，在更严重的情况下，肌肉周围的筋膜也会撕裂。刚刚损伤后，建议运用RICE（休息、冰敷、加压包扎、抬高）进行急救。休息对于防止进一步的损伤至关重要，但是在亚急性期，不压迫受损部位的受控制的活动将有助于胶原纤维沿着结构应力线排列，从而帮助恢复（Lederman, 2005）。冰具有镇痛作用，还能抑制代谢活动，在发生出血和肿胀时减少周边血液及淋巴液的流动。应小心控制加压包扎动作，在不降低循环水平的情况下减缓肿胀的发展。适当的抬高动作是有益的，它有助于静脉血液和淋巴液对抗重力进行流动，也可以使肿胀最小化。

韧带损伤

韧带撕裂通常称为扭伤。本书所提到的软组织治疗，一般不包含韧带和关节囊膜，虽然它们也属于结缔组织。但是韧带损伤也可以用软组织松解术进行治疗，所以本书中也偶有提及。合理控制的运动对韧带的恢复有积极作用，因为韧带的血液供应相对于肌肉和肌腱来说比较差，所以恢复起来往往较慢。通过实施适当的软组织松解术，可促进胶原蛋白的代谢，并可确保损伤部位周围的肌肉、肌腱和筋膜处于良好状态，从而加快修复。

肌腱损伤

肌腱病变表现为不同程度的疼痛、肿胀、僵硬和无力，常被归类为过度使用损伤，因此在治疗的同时还应找出其致病原因。肌腱的机理性能非常强大，它们把肌肉收缩的力量传递给骨骼，然而正因为如此，它们缺乏弹性。在损伤时，肌腱更容易变得脆弱，受限部位的适当放松能显著促进强化运动计划。无论何种肌腱损伤，都有必要对与肌腱相关的肌肉，以及邻近的其他相关软组织进行放松治疗。肌腱的平均拉伸能力仅为附着肌肉的5%，因此在软组织松解术中进行拉伸时需要考虑到这一点。肌肉肌腱连接处通常有充血情况，尤其是在有炎症的地方，对肌腱的实际治疗非常有限，但软组织松解术是一个有用的方法，因为按压只是短暂的，可以在接近炎症的部位实施，不会对其产生直接刺激。建议对红肿部位进行冰敷。通常，肌腱损伤被称作"肌腱病"。肌腱病的症状常分为以下几类。

肌腱炎：肌腱本身存在炎症和瘢痕。

狭窄性腱鞘炎：肌腱周围的滑膜鞘发炎增厚。

腱鞘炎：滑膜鞘和肌腱之间的炎症。

腱周围炎：腱旁组织（肌腱周围没有滑膜鞘的膜组织，如跟腱）发炎增厚。

按摩与软组织松解术

按摩技术

软组织松解术具备传统按摩技术的所有生理益处，同样也具有自身特定的属性。按摩可以增加静脉和淋巴引流。按摩期间和按摩后的间隙压力增强，液体更易吸收，从而使新鲜血液可以流入疲劳或创伤部位，激活粘连组织，瘢痕组织分裂成更小的颗粒，促进吞噬作用和淋巴吸收。按摩可以纵向拉伸肌肉纤维，增强胶原蛋白的柔韧性。

先进的软组织技术可以提升神经系统的反应力，以压制反射控制模式。如操作得当，神经肌肉技术（NMT）可根除紧张部位和瘢痕组织的问题。软组织松解术有时会涉及这种神经肌肉元素，因为软组织松解术治疗偶尔会带来疼痛。

专门针对结缔组织的治疗方法也非常有效。软组织松解术利用结缔组织按摩（见第27页）解决结缔组织问题，整合了结缔组织按摩的功效。

软组织松解术及其研究

所有组织都具有传导性。肌筋膜破裂会导致动作电位的降低。研究表明，致密的胶原蛋白会减少或阻碍通往组织的电流，从而降低局部筋膜细胞的活性。肌筋膜触变性意味着当它变短或变厚时，它就会变干，细胞间质也会由可以促进运动的水溶液变为灵活性更差的胶质，从而限制活动。

压力的作用使溶液和水合作用发生变化，使结缔组织溶质增多、黏稠性和致密性降低。消除压力会引起二次凝结，但组织的传导性和含水量都会提高（Oschman, 1997a, 1997b），这会增加电活性，改善神经肌肉的关系。

运动对于组织修复和维持组织健康都是有必要的。它为胶原蛋白的沉积提供方向，并促进血管再生。通过平衡细胞间质中的糖胺聚糖与水，运动还会对结缔组织进行润滑和水合作用，这样可以降低粘连形成的可能性。

对组织培养的研究都强调了压力和运动对于治疗的重要性。莱德曼（Lederman, 2005）认为积极的（治疗）技术可以促进肌肉纤维的再生，使肌肉与结缔组织达到正常比例，并形成神经肌肉的连接。在治疗中结合压力与运动，可以对肌筋膜组织的特性起到积极的促进作用。被动组织在被按压时触感相对柔软，压力被其柔软性所分散。但是，深层结缔组织的局限性是得不到足够的力学能量来产生触变性改变的（Juhan, 1987）。如果在肌肉收缩的同时辅以压力和运动，组织密度会大幅提升。这样反过来又会增加肌筋膜组织的压力传递，并改善治疗的效果（Lowe, 1999）。

结合向心肌肉收缩，同时对肌筋膜组织施加特定的增宽压力，有助于结缔组织发挥更大的作用（Lowe, 1999）。纵向应力也可能会对肌筋膜组织的作用模式产生积极的影响（Cantu and Grodin, 1992），当组织进行离心收缩时，纵向按压可以有效地拉伸并延长结缔组织。

对组织施压的同时结合外部运动，治疗似乎见效更快，并且治疗师施加的压力可以减小一些。

软组织放松不仅能快速缓解组织受限度，还能改善组织的健康状况，这表明有神经系统的参与。组织压力快速下降的原因不仅仅是力学机制，还涉及自主神经系统（Schleip, 2012）。

目前唯一可查到的软组织松解术的技术研究，仅仅是关于一位中风偏瘫患者的初步个案研究。巴纳德（Barnard, 2000）发现，将软组织松解术应用于控制肘关节屈曲和旋后的肌肉，可提高肘部关节活动度，缓解肘屈肌的痉挛状态。连续5天，每天进行10分钟的被动软组织松解术治疗，干预措施实施8周后，会发现肘部关节活动度提升了41%。

目前关于软组织松解术的治疗效果缺乏实验证据，所以对于该项技术还有待进一步的大量研究。触诊技术难以测评，所以病例研究往往滞后于临床经验和实践证据。

预防损伤

常规拉伸和按摩有助于维持软组织的基本健康，从而减少受损可能性。如果及早发现发生软组织功能障碍的区域，那么就可以在更为严重的损伤出现之前将其根除。强健独立的肌肉比萎缩粘连的肌肉能更好地抗衡压力。例如，在竞技体育中，高强度的训练是成功的必要条件，但在此过程中，肌肉却在不断地收缩，并出现轻微撕裂和疲劳。按摩可以拉伸和滋养萎缩的组织，分离粘连的组织，促进修复并适应训练。根据训练量和训练强度，治疗方法会有所不同，但在大多数情况下，我们可以在发生功能障碍或性能减弱之前发现潜在问题。

冰敷和高强度训练

轻微撕裂是训练中的主要问题，撕裂的组织被修复后会变得更强韧，以适应训练的需求。许多精英运动员在高强度训练后会使用冰敷来加快修复阶段，这样愈合和恢复就会比原本更快且更彻底。冰敷应该在训练后直接进行，稍后再进行按摩治疗，治疗的时间和深度应取决于训练强度及恢复情况。

过度使用损伤

在处理过度使用损伤时，按摩能够发挥作用。借助软组织松解术，可以对面积较大的部位进行快速评估，从而可以在针对某一特定部位进行治疗之前发现过度紧张、肌肉萎缩、粘连和瘢痕组织这些更严重的问题。正确使用软组织松解术，可以重新校准和分离粘连组织，分解胶原组织，延长长期被缩短的纤维。还可以专门针对筋膜组织运用软组织松解术，从而减少肌肉的压力。上述方法都可以使肌肉变得丰盈、柔韧、灵活，也可以让肌肉毫无阻碍地收缩和放松。不管是长跑等体育运动，还是对肌肉组织施加压力的日常重复性活动造成的过度使用损伤，如不良姿势造成的功能障碍，软组织松解术的治疗过程都能够促进组织的再平衡并使其恢复正常功能。出现慢性炎症时，治疗中应辅以冰敷。

外伤

为确保肌肉性能和力量的充分恢复，即使是轻微损伤或劳累，同样有必要进行正确的治疗。按摩技术结合RICE将有助于康复进程。在发炎期间，按摩应避开受伤部位，这样做有益于治疗，因为通过按摩能保持良好的循环，从而促进消肿。例如，脚踝内翻扭伤时应对小腿腓肠肌进行治疗。在亚急性和治疗的修复阶段，谨慎小心地实施软组织松解术，将有益于胶原蛋白的有序排列。以脚踝扭伤为例，应治疗腓骨肌及其肌腱、外侧韧带复合体，同时对踝关节的所有肌腱进行治疗以维持平衡。软组织松解术作为一种功能性治疗形式，是康复期主动休息时所必需的一项理想治疗技术。随着康复的继续，会相继产生代偿性问题。在脚踝扭伤病例中，由于生物力学机制上的微妙变化，会发生足底肌紧绷问题进而导致腿瘸，那么另外一条腿也会产生紧张。通过按摩、有效的检查以及软组织松解术，可以使这些问题的影响最小化。

固定

经过一段时间的固定后，例如骨折后一个肢体拆除石膏或移除支架时，软组织松解术可以有效地减少结疤和浮肿，促进软组织恢复灵活性和弹性。这有助于增强肌肉的力量、本体感觉和协调性。上述情况也适用于外科手术之后，手术切口及休息周期会严重影响软组织的状况。任何切口都会导致结疤，而且长时间的休息会导致力量下降及功能减退。这些问题常会使肌肉组织缩短且活力不足。康复时运用软组织松解术是非常理想的方法。

软组织松解术结合其他疗法

大多数损伤都包含软组织损坏，从而导致局部疼痛和功能障碍，所以即便需要其他形式的治疗，施以适当的按摩也有助于加速康复。例如，如果出现了机体失调或限制的情况，关节要恢复活动，一定程度的激活和调整就是必要的。在不良神经紧张的病例中，可能需要滑动组织界面的神经以释放压力。在这些情况中，都需要训练有素的从业者运用相应的技能做出准确的诊断并处理损伤。熟练使用软组织松解术对于上述两种治疗都能起到很好的辅助作用。如果软组织能够以可控的、独立的方式自如运动，它们将有助于控制关节或神经活动，以及维持其他治疗的效果。许多业务中心和诊所都采用综合学科方法来治疗损伤，软组织松解术是治疗和康复过程中非常重要的辅助手段。

软组织方面的专业技术在不断发展，使用软组织松解术时就能证明其益处，软组织和运动方面的专业人士也能意识到职业领域的不断发展。例如，对解剖学领域训练实践的理解（Myers, 1997a, 1997b）可能有助于在过度使用损伤病例中推广已有治疗模式。了解罗伯特·谢利普（Robert Schleip）提出的肌筋膜网络的高杠杆作用同样有用，例如对大转子周围的组织的处理会影响整个骨盆。

重要注意事项

在了解相关禁忌的情况下，包括软组织松解术在内的按摩都是安全的治疗方法。按摩也可能导致不利或危险的情况，所以提前了解相关禁忌是非常有必要的。按摩在预防性保健、治疗轻微的软组织损伤和过度使用损伤方面都有着惊人的效果。但是，使用按摩方法单独治疗较复杂的损伤之前，应先咨询专业医师或向其问诊。按摩治疗师也应该了解自己的优势和局限。从医疗保健从业者处获取的诊断信息能够帮助治疗师采取综合性的治疗方案，从而确保软组织松解术满足患者的需求。

和其他按摩方法一样，应该避免在过度治疗部位实施软组织松解术。当在充血组织上进行治疗时，该组织在放松过程中可能会有一些不适。应对身体进行系统而全面的治疗，而不是仅针对同一部位或功能障碍部位重复实施。按摩本身就可以减轻组织损伤。

评估软组织

肌理

经验丰富的按摩治疗师能够根据感觉区分不同类型的软组织。在放松且状态良好时，肌肉摸起来更柔韧。肌腱作为肌筋膜的纤维性延伸，更有力、更有弹性。在特殊的筋膜增厚部位，例如髂胫束和胸腰筋膜，组织也给人有力而略失弹性的感觉。

有必要对相关组织进行全面评估以判断它们的状态。很多深层肌肉不易直接触及。浅表肌肉放松使它们变得柔软，从而使治疗师能够进行治疗并影响深层肌肉。在有些情况下，却只能触碰到肌肉的边缘。例如在腰方肌的治疗病例中，来自侧面的压力会直抵脊椎，筋膜和外层肌肉纤维会因放松而拉伸，从而滋养和放松整块肌肉。

年龄、性别、体适能、身体进行的活动或运动类型、缺乏活动、运动和比赛水平、职业、先前的损伤等都会导致一些普遍的变化。不良肌理分为以下几类。

1. 高张力和肌肉紧张

肌肉紧张意味着肌肉张力的增加和静息长度的减少。当肌肉出现高张力时，肌肉内张力过大，会变得僵硬，但是静息长度可能减少或增多。

缩短的高张力肌肉需要拉长。熟练运用软组织松解术定位受限组织，可加速这一进程。如果是严重的肌肉萎缩，在使用软组织松解术进行按压和拉伸之前，建议先缩短肌肉。

触诊时，纤维会有坚硬、不易弯曲的感觉。

2. 瘢痕组织

炎症和修复会导致胶原性瘢痕。瘢痕组织是成纤维细胞分泌的一种新的胶原蛋白，用于修复撕裂的组织。充分的恢复、活动和强化可以使瘢痕组织被再生组织重新吸收和取代。通常，由于最初出血的严重程度、意识不足或康复不足，瘢痕组织仍然存在。即使是很小的瘢痕也会损害组织功能。最初，瘢痕组织可限定、保护和支持受损部位，但最终会由于缺乏活动性、延展性和强度而被其他组织替代。鉴于此，如何避免在一次治疗中消除过多的瘢痕组织值得思考。

触诊时，瘢痕组织会呈现沙砾、纤维或木质的感觉，严重者会有坚硬的固体感。

3. 肌肉粘连

粘连组织属于带状纤维，形成方式与瘢痕组织一样，它会限制原本应该相互分离的组织之间的运动。在炎症期和随后的愈合过程中，随着瘢痕组织的形成，新陈代谢活动会增强。在这个过程中，纤维蛋白堆积在伤口处类似于胶水，局部变化如血液循环减少、代谢废物增加，都会导致早期的颗粒组织变得黏稠。通常情况下，纤维沉积无法被再次吸收。

这通常会导致纵向的带状粘连。本书多处建议进行临近肌肉群的分离，这里指的是对肌肉之间或肌肉内主要部位发生的粘连进行分离。

粘连组织可能会有木质感或纤维感，横向触诊时手会被弹开。当肌外膜发生粘连时，很难区分两个临近肌肉的边缘。

4. 水肿和肿胀

水肿和肿胀是由炎症和受伤后组织液分泌增多，以及对炎症的后续反应所导致的。组织紧绷或结疤时会压迫毛细血管和淋巴管，就会导致慢性肿胀，从而限制该部位外围液体的流动。要确保不会导致症状更为严重的水肿。

相关部位的触感类似海绵般松软，组织可能会出现凹陷。

5. 浅筋膜和肌筋膜的一般僵硬程度

当大范围的身体部位感觉僵硬且难以抬举和移动时，便可以在浅筋膜和肌筋膜中发现僵化组织。出现筋膜室综合征时肌筋膜会变得又紧又厚，即使肌肉放松，肌内压力的增加还是会引起疼痛。

炎症

炎症是组织对损伤的初始反应，将会出现以下一种或多种体征和症状：发红、发热、肿胀、疼痛或功能减退。通常应该避免直接对炎症部位进行治疗，因为那样会导致更多组织损伤并延缓愈合速度。在炎症的周围进行治疗可以确保组织获得充分的滋养，使周边组织活动自如，减少受伤部位的充血并加速愈合。对于较大的创伤，这样的治疗方式在初期无法实现，因为软组织松解术中的运动部分对急性损伤有影响；当在过度使用损伤中出现慢性炎症时，对其进行治疗是有益的。7秒测试对于指导治疗是非常有用的标准。

7秒测试

慢性疾病，例如肱骨外上髁炎，都会存在一定程度的慢性炎症，所以有时候很难评估适当的直接压力，因而有必要对组织受限的整体模式进行治疗，例如将腕伸肌并入伸肌总腱，但也有必要对局部发炎的部位进行治疗。如果某部位比较敏感，保持按压7秒，以避免因刺激造成更大的创伤。如果疼痛减轻或没有变化，就可以对该部位进行治疗。如果疼痛加重，则可能是对于炎症而言，压力过大，所以应该避免对该部位直接治疗。如果对于组织是否被过度治疗有疑问，可以进行冰敷，以保证实施软组织松解术的积极效果。

肌肉平衡

软组织松解术对于恢复肌肉平衡有非常重要的作用。一般情况下，放松高张力组织有助于增强虚弱无力的肌肉。了解如何根据肌肉特性，如根据高张力、限制性及弱点的敏感性来进行分类，将有助于治疗计划的实施。

根据肌肉在肌肉骨骼系统中起到的作用，可以将其划分为不同类型。有的肌肉主要负责保持身体的稳定和姿势，其他一些肌肉则负责直接提供动态运动。分类有益于从业者平衡恢复治疗，但是也必须意识到各个类型之间的界限并不清晰。肌肉群仍然是一个处于发展中的研究领域，并且存在几种不同的分类方式。有研究将肌肉分为局部稳定肌、整体稳定肌、整体原动肌（Bergmark, 1989；Commerford and Mottram, 2001）。

稳定肌往往是深层的单关节肌肉，可以帮助姿势保持一段时间。它们和其他稳定肌一起收缩，以支撑和保持姿势以及控制运动。它们通常富含慢肌纤维，主要进行有氧运动，不易疲劳。

局部稳定肌（如腹横肌、多裂肌、腰大肌、棘间肌、股内侧肌、斜方肌下束和颈深屈肌）无法提供重要的关节运动，它们进行等长收缩，以增加关节刚度，实现运动的分段控制。

整体稳定肌（如前锯肌、臀中肌后2/3、臀大肌、棘肌、长颈肌和腹斜肌）的功能是维持稳定以及提供部分关节运动。它们一般通过离心收缩控制运动范围，通过等长收缩保持姿势。它们也可以通过向心收缩促进运动。

原动肌（如肩胛提肌、斜角肌、背阔肌、髂肋肌、腹直肌、阔筋膜张肌和腘绳肌）主要存在于浅表层，为快速及动态需求提供更大范围的运动。它们可以在有氧和无氧条件下运动，并含有高水平的快肌纤维。

由于功能障碍，局部稳定肌很可能会受到限制且激活较慢。整体稳定肌容易产生抑制，多表现为肌肉的延伸与肌无力。稳定肌随后便无法为其他肌肉运动提供稳定的基础。

另外，原动肌除了自身无法发挥稳定的作用以外，长此以往，它们还会变得紧张、过度活跃、紧绷。占支配地位的紧绷的原动肌会向一个方向拉动，受限的稳定肌将无法维持姿势或控制运动与其抗衡，从而导致肌肉失衡。

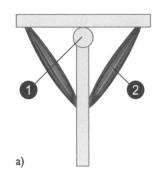
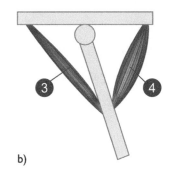

a)　　　　　　　　　　　　b)

平衡的肌肉和受限及紧绷状态下的肌肉对比图
a）平衡肌肉
b）肌肉紧绷/受限
❶关节
❷平衡肌肉
❸受限肌肉
❹紧绷肌肉

这将对关节排列和运动产生不利影响。姿势不准和变化运动模式将导致过度使用损伤。

关节的中立位置和姿势辅以可控运动对肌肉骨骼系统施加的张力是最小的，有利于其平稳且有效地发挥功能。为实现这一目标，稳定肌必须迅速、有效地激活，原动肌则需要保持柔韧、放松，并延长至相应的长度以满足特定活动的需求。

软组织技术，例如软组织松解术可以对紧绷的肌肉进行快速、有效的放松。通过放松和拉伸紧绷的肌肉，更容易调动受限的肌肉。

临床经验表明，髌骨轨迹不良就属于这类问题，正因为如此，应经常要求运动员进行股内斜肌的力量训练，但此类训练往往无济于事。放松紧绷的股外侧肌能够快速解决这一问题。肌肉失衡的另外一个典型病例出现在斜方肌上束和下束中。紧绷的上束和虚弱的下束会导致颈部、肩部、肩胛带的功能障碍。很多人针对斜方肌下束进行的治疗都收效甚微，但是通过对上束进行软组织松解术治疗却取得了很好的疗效。

单独采用手法治疗同样不足以维持软组织的改变，在疗程内和治疗后进行特定的重塑训练对于维持治疗的有益效果也是必不可少的。对重塑训练进行正确的指导和监控，可以提高运动控制，加强和重新激活受抑制的肌肉，拉伸短而紧绷的肌肉。最初的一次或一组训练可能收效甚微，仅特别针对一些外显的症状，通常会适当地循序渐进以全面恢复其功能。瑜伽、普拉提、费登克瑞斯训练法、亚历山大技术等都是很好的肌肉骨骼系统再平衡方式，这些训练方式的重点在于强化、拉伸、核心稳定性和运动控制。

　　结合重塑训练方案，软组织松解术有助于恢复肌肉平衡、纠正姿势以及形成有效的运动模式。

瑜伽体式：皮金式

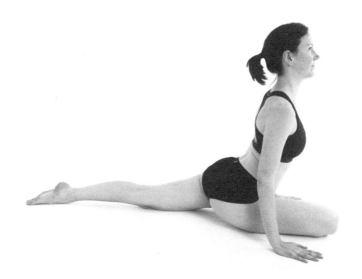

瑜伽体式：皮金式变式

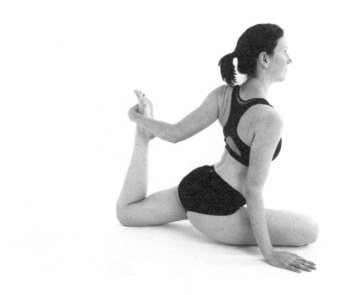

瑜伽体式: 皮金式
变式

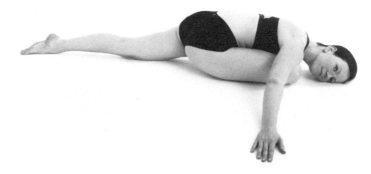

平板支撑

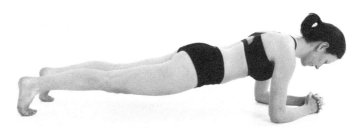

侧平板支撑

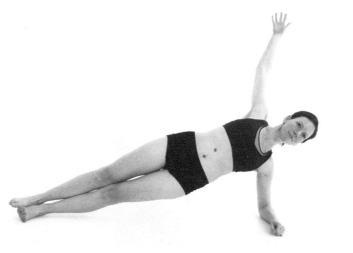

进阶侧平板支撑

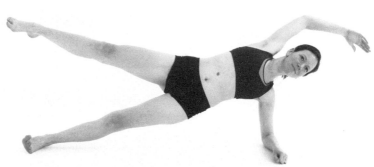

第2部分
软组织松解术——技术

这项技术是在拉伸对齐纤维的同时按压相关组织并保持。

实施软组织松解术

技术——固定和拉伸

先固定纤维，通过适当的按压就能将其固定。移动肢体进行拉伸的同时保持按压；由治疗师移动肢体或患者自己积极主动地移动。这样可以对粘连组织进行充分、有力的松解。受损纤维发生移动和局长延长，在固定按压的作用下，机能障碍被分享或消除。

在进行常规治疗时，首先会在治疗部位涂抹按摩油、按摩液并使用轻抚的按摩手法，以使其升温。还可以通过使用大范围固定技术的力度较轻的被动软组织松解术来使肌肉升温。循序渐进地采用特定的软组织松解术有助于发现粘连组织，所以在保养按摩中也可以采取这样的方式。定位问题部位后，在肌肉边缘间和肌肉内实施治疗以拉伸筋膜是有必要的。治疗不必覆盖肌肉的每个部分，因为放松一个特定的部分，就能够软化并拉伸与它相邻的纤维和筋膜。在开始拉伸的同时，应该非常小心地确定并保持按压的位置。在骨骼附近进行治疗时，应以一定的角度偏离骨骼表面，以避免组织受挤和瘀伤。如果不确定损伤的程度，可以使用"7秒测试"法（见第16页）。

软组织松解术的益处多于单独拉伸

如果有力、有弹性的肌肉中存在纤维化和粘连部位，那么使用常规拉伸只能对其进行整体拉伸，无法松解充血部位。单独拉伸不足以分离特定肌肉纤维中的粘连。肌肉并不一定只在良好状态下才富有弹性。使用软组织松解术可以对特定部位进行定位和按压，其邻近组织也被特别拉长，从而可以重点治疗受限区域。

软组织松解术的益处多于单独使用传统的按摩手法

在实施大多数按摩技术时，治疗师在组织之间滑动按摩，组织仍处于被动状态。使用软组织松解术，在组织中找到一个特定位置，然后组织自身被移动和拉长。这样可以使组织评估程序更简单。治疗师可以更快地找到精确位置，尤其是在多层肌肉纤维向不同方向运动的情况下。通过拉伸，纤维被重新排列和拉长，从而实现有效功能。当众多肌肉群及其支撑模式参与其中时，由于压力和拉伸的特性，复杂的软组织功能障碍将得到治疗。

需要考虑的因素

软组织松解术的类型

软组织松解术基本上分为3类：被动软组织松解术、主动软组织松解术和负重软组织松解术。3种类型都涉及移动，但是在主动和负重这两种类型中，都是由患者自己进行移动；而被动方式是由治疗师辅助患者进行移动。被动方式能够达到很好的放松效果。

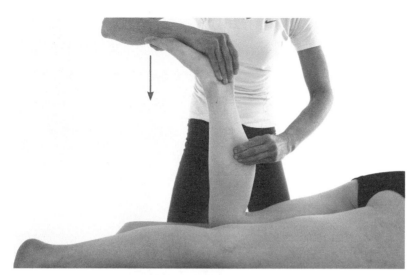

对比目鱼肌实施被动软组织松解术。治疗师抬起患者的脚并使其背屈，固定肌肉并保持按压

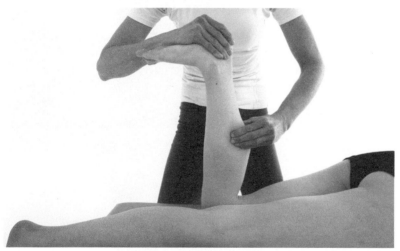

主动软组织松解术更有力，应在被动治疗或对相关部位进行热身按摩之后进行。对于治疗师来说，循序渐进地采用主动治疗更高效，可以集中力量进行按压。许多患者倾向于主动参与特定部位的松解，尤其是在按压部位有疼痛感时，因为这样做提供了自我控制的机会。

对比目鱼肌进行主动软组织松解术。患者主动抬起脚并使其背屈，治疗师对肌肉进行固定并保持按压

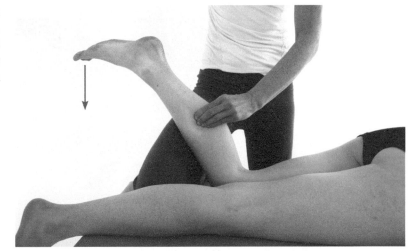

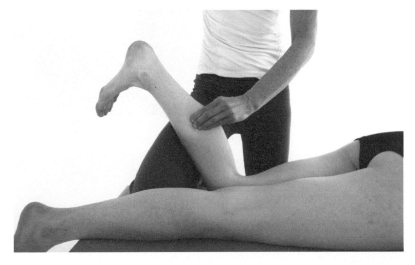

对于一些病例来说，在实施主动软组织松解术时增加阻力可以提高松解的程度。当患者尝试进行拉伸而受到治疗师施加的阻力时，

拮抗肌会发生等长收缩，这会使被治疗的肌肉更加放松。这就是我们所说的"交互抑制"（RI）效应。

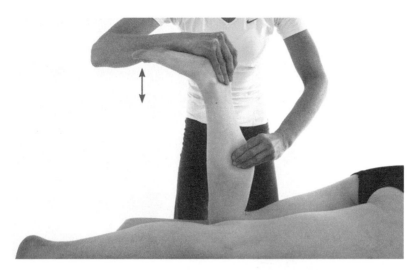

对比目鱼肌实施抗阻软组织松解术

负重软组织松解术对于恢复相关部位的整体功能非常有效。当肌肉处于紧绷状态，为了控制所需运动，会产生一定程度的离心收缩。在这种紧绷状态下进行治疗可能会非常艰难，所以应该将其置于治疗计划的最后阶段。

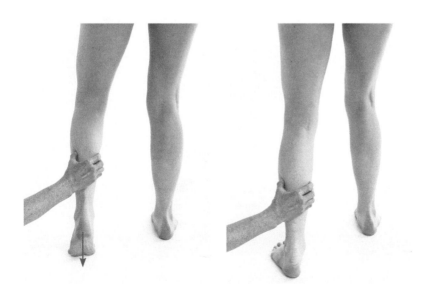

对比目鱼肌实施负重软组织松解术

运用压力或固定

如何固定肌肉，包括按压的方向和角度，对于治疗效果很重要。按压可以延长并来回移动目标纤维，也可以深入肌群之间，分离肌腱或肌肉的腹部。被按压的部位会产生一种摩擦力，并且相关的部位会进行主动或被动的移动。摩擦力会破坏连接在纤维上的纤维组织，而移动可以让纤维组织按正确的方向重新排列。

手指深入腓肠肌和
比目鱼肌之间

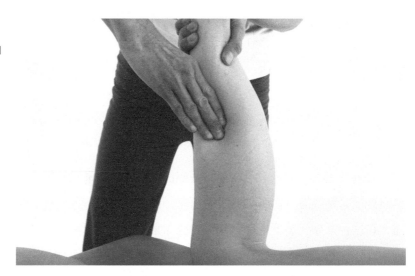

轻轻抓住跟腱的
两侧

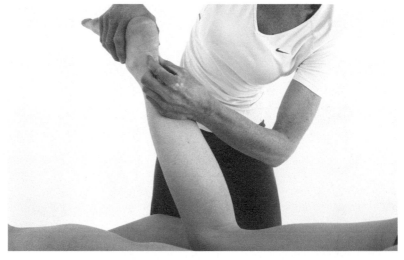

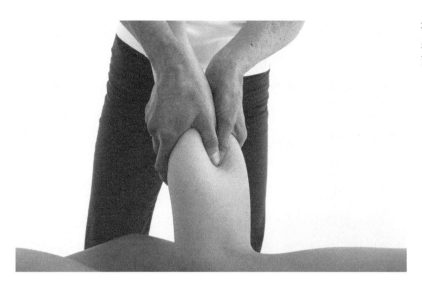

将一只拇指按压在另一只拇指上，分离腓肠肌的腹部

特别关注筋膜

结缔组织按摩固定是针对结缔组织的。在移动肌纤维前先对筋膜施加负荷，达到一定深度后再慢慢滑动筋膜。当感受到阻力时，应该进一步深入按压2~3厘米。一旦达到这样的程度就保持不动，这时肌纤维会发生移动。

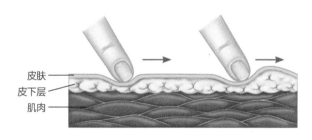

a)

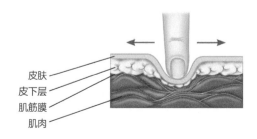

b)

结缔组织按摩固定
a）浅表筋膜（皮下层，浅表层）
b）深入肌肉筋膜层的肌筋膜运动

保持按压

无论采用哪种固定方式，在拉伸过程中都要保持按压。相关部位移动时肌肉会被松解。当周围的纤维移动时仍然保持固定按压，可能导致按压点跳跃或移动，但是功能性运动还是由患者自己进行的，而不是通过移动按压点实现的。

拉伸

进行极限拉伸并不是松解特定问题部位的最佳方式，应对局部进行拉伸。软组织松解术最基本的原则就是精确定位充血纤维来进行治疗。在某些情况下，拉伸可能只涉及很微小的运动。在进行固定之前，有时需要先缩短肌肉以放松纤维，这样才能进行有效的固定。

拉伸可以多种不同的方式进行，尤其是在肌肉进行多个动作时。在某些情况下，治疗师甚至可能选择组合运动。例如，在治疗肱二头肌时，肘部可以随着压力的施加进行伸展和内旋。当伸展达到极限时，治疗师会指导患者进行运动，随后进行进一步的拉伸。又如，在治疗腘绳肌的病例中，在施加压力时会先屈曲髋部，然后随着膝盖的伸展进一步拉伸。

柔韧性

无论出于什么原因，软组织松解术对有提高柔韧性需求的患者都非常有用。可能是过度使用或失衡导致肌肉或肌腱的纤维缩短，也可能是相关活动的特性需要高水平的柔韧性，如体操、武术。在这些情况下，只有在组织得到彻底松解之后才可以配合软组织松解术进行全面的拉伸。值得注意的是，在指导患者进行极限拉伸前必须先测试活动范围。

结合肌肉能量技术（MET）

在进行软组织松解术时结合肌肉能量技术，可以大大增强疗效。肌肉能量技术是一种拉伸技术，运用患者自身的肌肉能量来助其释放所承受的张力。例如，肌肉在等长收缩后，会有一段时间的放松，这被称为"等长收缩后放松"（PIR）。精通这类技术的治疗师会利用PIR原理来促进肌肉放松并增强肌肉的拉伸能力。在抗阻软组织松解术中已经提及了交互抑制效应的应用。

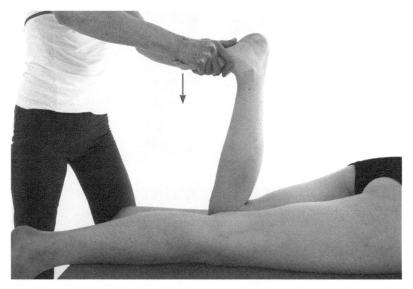

对比目鱼肌实施肌肉能量技术

治疗时的不适感

在组织严重粘连或纤维化，分离时疼痛感较为明显的情况下，软组织松解术相较于其他技术有两大独特优势：第一，停止按压后，会出现短暂而令人愉悦的轻松感，即使还需要新一轮的按压；第二，患者会觉得自己的不适在可控范围内。运动表现水平较高的运动员尤其如此，他们为了在比赛中取得成功，会心甘情愿地经受痛苦的训练！

实施软组织松解术需要的辅助工具

工具

和其他所有按摩一样，实施治疗的工具是手指、拇指、指关节、整只手、前臂和肘部。

指关节用力进行深层固定

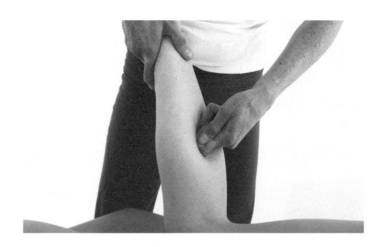

治疗师应采用正确的治疗姿势，以便在需要进行深层按压时使自己只承受最小的压力。在较大的浅层肌肉普遍缩短时，应先采用面积较大的按压点，如宽大尺骨的表面、轻握的拳头、手掌根部等。

轻握拳以进行较大面积的固定

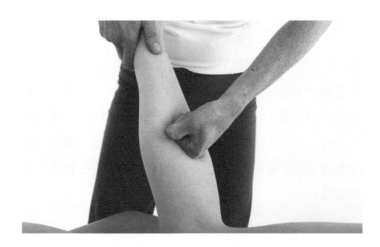

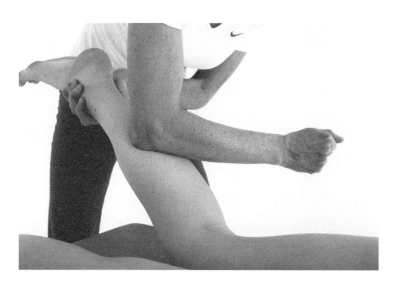

宽大的尺骨表面

　　在按压深层肌肉前，先对紧张部位进行评估和松解，以便将所触及的浅层肌肉的不适感降到最低。按压深层肌肉时，利用面积较小的部位，如拇指或指关节，能施加较大的压力。当以这样的方式施加更大的压力时，治疗师应该始终关注固定的效果。可以利用体重和另一只手的重量来实现这一目的，以保护治疗师免于关节损伤或疲劳。经验丰富的从业者会利用木制工具来辅助实施深层按压。使用工具时应谨慎，因为治疗师在使用工具时不能获得使用手或肘部所获得的组织反馈。

　　理想情况下，进行有效的按摩需要合理放置的治疗床，但是软组织松解术是一项适应性极强的技术，可考验治疗师的独创性。在必要时，可以隔着衣物进行治疗。如果运动比赛中没有相关设施或在寒冷的室外环境中进行，而且时间非常紧迫，那么这种方式比较实用。

确保有效实施软组织松解术的注意事项

- 缓慢而准确地实施固定按压。避免刺戳或压伤组织，将组织创伤最小化，并实现最大限度的松解。

- 以横向或斜向的角度，对充血或有阻滞的肌肉层实施逐步按压。先解决浅表肌肉层的问题。

- 跟随患者的呼吸节奏，在其呼气时进行深层按压有助于保持放松。当进行深层按压或对严重充血的部位进行按压时，可能需要2～3次呼气以达到按压所需的深度。

- 当患者运动时，粘连组织会被涉及，指导患者保持呼吸节奏可以增强运动时的意识，从而帮助其放松。

- 在要求患者进行主动拉伸前，先指导患者进行一次被动拉伸，这样才能确保其正确地完成动作。

- 分析下一步的按压部位，然后慢慢推进。

- 避免在某一个部位花费太长时间。如果组织没有反应，不要一直按压同一个部位，应按压其他部位。

- 松解会以很多不同的方式发生，不仅仅是你所关注的方式。治疗师也不应仅关注于所治疗的组织。

- 与患者保持语言交流，询问他们"是否合适""你感觉如何"这样的问题。

第3部分
下肢

骨盆带

骨盆带强壮稳固，活动性很小。骨盆带连接了下肢与脊椎，从而将身体的重量转移到腿上。在身体坐下、站立以及进行其他活动时保持正确的骨盆姿势，对于确保该部位的有效运行非常重要。确保躯干和髋部肌肉的平衡和力量是实现这一目标的关键。

腰骶关节连接骶骨和腰椎，易受损伤。髂腰韧带非常强韧，有助于稳定最后两节腰椎。它是胸腰筋膜（前段和中段）的一个特殊延伸，起源于第4和第5腰椎的横突，连接到髂嵴的后内唇。骶髂关节连接骶骨和骨盆带，并把身体的重量从躯干转移到腿上，因此在治疗该部位时必须考虑到这一点。在骶髂关节表面，骶髂韧带的各节从骶骨连接到髂后上棘（PSIS）区域。治疗时必须要涉及目标部位周边的结缔组织，不对称的姿势或活动（特别是坐、站、弯腰）会加剧重复性压力，可能会造成瘢痕和僵硬；这样会影响该部位的稳定性和活动，导致下背部和骶骨部位的疼痛，可能还会引起腿部的疼痛。

骨盆在耻骨联合处连接。腹直肌、腹外斜肌和长收肌的腱纤维覆盖在软骨椎间盘上，这为关节提供了额外的力量和稳定性。当出现耻骨炎和耻骨联合功能障碍（SPD）时，就应该对肌肉进行治疗。

髋部

髋关节的力量极大，其肌肉结构是完成动态运动和向前行走活动的必要条件。髋部支撑身体的重量，从步行、跑步到跳跃，在一系列不同的负重活动中，它们会将力量转移到另一条腿上。在全关节活动度之内，髋部具有良好的柔韧性、足够的力量，这都有利于其生物力学效率和平稳流畅的步态的保持。

髋部伸展

主要肌肉：臀大肌、腘绳肌［半膜肌、半腱肌和股二头肌（长头）］和大收肌（垂直纤维）。

臀大肌

臀大肌是一种非常强壮的肌肉，参与了髋部的有力伸展，尤其是从屈曲的位置开始伸展。爬楼梯，由坐姿和深蹲变为站起，步行上坡或跑步（尤其是快跑，需要很大的驱动力和爆发力），这些运动都需要运用臀大肌。由于臀大肌起源于背部的下筋膜，所以会参与身体从屈曲到伸展的动作。臀大肌也是很重要的外旋肌，会影响脚的踏步动作。臀大肌内也会出现静态的紧张，因为这有助于在保持坐姿时支撑身体的重量。肌肉收缩可以使坐骨结节不必承受身体的重量，由于我们倾向于使用某一侧的臀大肌胜过另一侧，因而导致了失衡。

　　臀大肌容易受到抑制，通常是由不良姿势和久坐导致。失衡发生后，反过来会导致腘绳肌在髋部伸展动作中过度承受负荷，随后导致下背部组织承受更大的压力。软组织松解术有助于改善臀大肌的健康状况，促进力量训练计划的开展。臀大肌所承受的压力更有可能始于骶骨和髂嵴，其纤维会嵌入髂胫束和臀肌粗隆中。

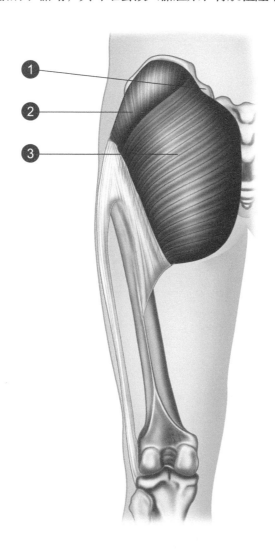

表层臀肌
❶ 髂后上棘
❷ 臀中肌
❸ 臀大肌

髋部外旋

主要肌肉：臀大肌、臀中肌后部纤维、缝匠肌和深层外旋肌（梨状肌、闭孔内肌、闭孔外肌、上孖肌、下孖肌、股方肌和腰大肌）。

深层髋部肌肉
❶臀小肌
❷梨状肌
❸上孖肌
❹闭孔内肌
❺下孖肌
❻股方肌

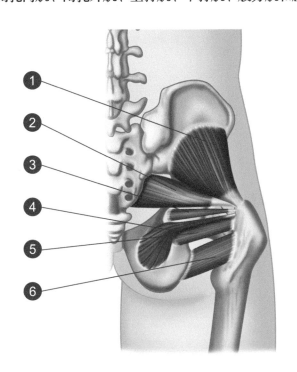

这些肌肉对于稳定髋部的所有运动都非常重要，可防止过度内旋。梨状肌的功能并不明确，在保持坐姿时它是外展肌，在步行和奔跑时，它又是重要的稳定肌，因为它有助于维持单脚站立、另一只脚抬起的姿势。坐骨神经就在梨状肌下面，大约有17%的人患有坐骨神经问题。坐骨神经可能会与紧绷的梨状肌发生粘连并产生坐骨神经病症（大腿后部），这种情况下产生的坐骨神经痛被称为"梨状肌综合征"，软组织松解术适用于此症。

臀大肌和深层外旋肌的治疗

患者俯卧，通过将膝盖靠向治疗床来屈曲髋部，此时通过按压臀部连接处来施加压力，按压点远离髂嵴和骶骨。由于按压非常精准，所以患者会感觉到非常轻微的拉伸感。为了使整个肌肉得到更好的拉伸，以侧卧姿势对肌肉进行治疗，患者通过主动屈曲髋部来实现完全屈曲。

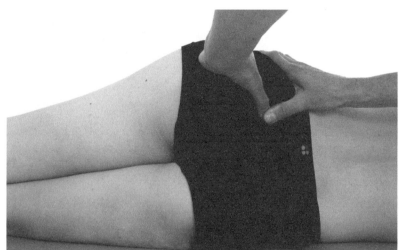

以侧卧位对臀大肌实施主动软组织松解术

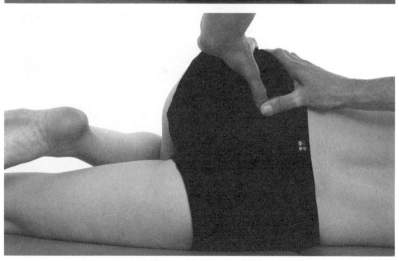

　　或者让患者俯卧，将膝盖屈曲成90度，轻轻地内外转动小腿，这样的动作本身就表明了髋部或骨盆受到限制。首先进行适当的固定，再进行大面积的按压，远离骶骨，然后远离髂嵴，每次都施加压力。然后使小腿内旋，释放压力，再将腿移到起始位置。

对臀大肌实施被动
软组织松解术

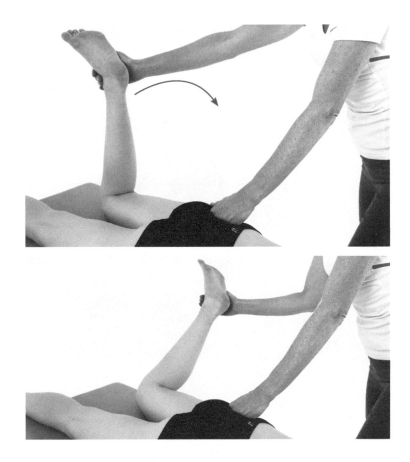

按压应有条不紊地覆盖臀大肌的整个区域。主动软组织松解术特别有益于关节活动度缩小的患者，在这样的情况下，患者只需要在舒适的范围内进行活动。

对梨状肌实施主动
软组织松解术

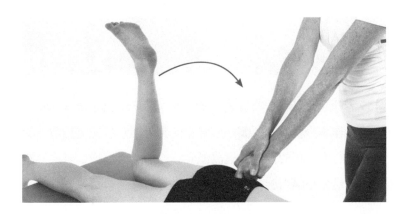

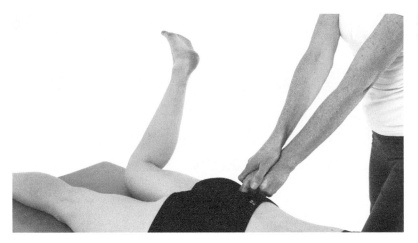

对梨状肌实施主动
软组织松解术

　　肌肉得到放松和拉伸后，可以逐步治疗深层旋转肌。用手肘
或指关节轻轻按压梨状肌，施力点位于骶骨和大转子之间的中点位
置。确保肌肉保持放松状态。尽管很难区分（旋转肌），但其他的
旋转肌也会受到影响。在臀大肌的下方远离坐骨结节的方向滑动按
压，可以触及股方肌。完成上述任何一种深度的按压后，在髋部内
旋时保持压力，然后迅速释放压力。

髋部内旋

　　主要肌肉：臀中肌前纤维、臀小肌和阔筋膜张肌、耻骨肌、长
收肌、短收肌、大收肌和梨状肌（活动范围在90度以上）。

内旋肌的治疗

　　臀中肌和臀小肌可以同时治疗，因为臀小肌就在臀中肌的正下
方。按压臀中肌（前纤维），远离髂嵴，腿部外旋；针对臀小肌进行
深度按压，然后腿部再次外旋。另一种有用的方式是让患者仰卧，
将一只手压在另一只手上，用中指按压臀中肌，然后缓慢、轻柔地
横向牵拉肌肉纤维。当患者主动旋转腿部时，用你的膝盖固定患者
的另一侧髋部以稳定其骨盆，如果后纤维被按压就向内侧旋转，如

果前纤维被按压就向外旋转。使用同样的方法也能有效地治疗阔筋膜张肌。

腰骶交界处和骶髂关节部位的治疗

髋部和下背部热身完成后，可以着手该部位的治疗。让患者侧卧，用指关节固定结缔组织并按压，按压点远离髂后上棘。指导患者最低限度地屈曲髋部或让患者向后倾斜骨盆。在髂后上棘和腰骶关节之间的"V"字处实施结缔组织按压，再次指导患者屈曲髋部或使骨盆后倾。

在骨盆后倾时按压腰骶连接处

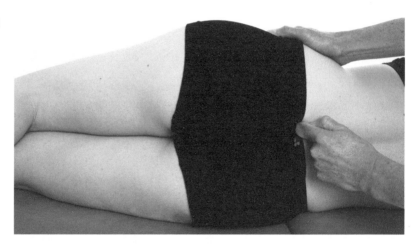

腘绳肌

主要肌肉：半膜肌、半腱肌和股二头肌。

如果膝盖大部分或全部伸展，腘绳肌可协同臀大肌伸展髋部。在屈曲姿势下，腘绳肌还可帮助臀大肌伸展脊柱。如果不伸展髋部，那么腘绳肌也是有力的膝屈肌。当膝关节处于半屈曲状态时，也可适当转动。（译者注：腘绳肌主要有两大功能，即屈膝和伸髋。）

　　腘绳肌拉伤常见于短跑运动，因为该运动中肌肉需要产生强大的力量。腘绳肌问题是短跑运动员的常见伤病。短跑的起跑姿势使3块腘绳肌都承受了巨大压力，以支撑两大运动：躯干由蜷缩状升起，同时髋部有力地伸展以推动身体向前。一个优秀的短跑运动员可能要冲刺25米后才能完全直立。肌肉的起始点和腹部发生拉伤的情况往往比嵌入点处更为常见。当腘绳肌为控制膝盖伸展而进行离心收缩时，腘绳肌拉伤也经常发生在脚跟着地之前。

　　腘绳肌常过度紧张，在髋部伸展时过度使用，往往以影响臀大肌为代价。诸如久坐、长时间驾驶等生活习惯，都会导致髋屈肌变短和臀大肌变长，提高腘绳肌变短或臀大肌受抑制时的敏感性。

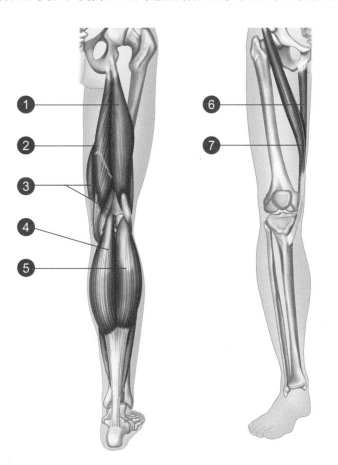

腘绳肌和膝屈肌
❶股二头肌
❷半腱肌
❸半膜肌
❹腓肠肌（内侧头）
❺腓肠肌（外侧头）
❻股薄肌
❼缝匠肌

腘绳肌的治疗

腘绳肌的治疗方式有很多，关键是要根据肌肉的大小和问题采取适当的治疗方式。总而言之，首次检查时宜采用俯卧姿势。将膝盖屈曲90度，在每次膝盖伸直时对肌肉起始点实施按压。

对腘绳肌实施大面积按压的被动软组织松解术

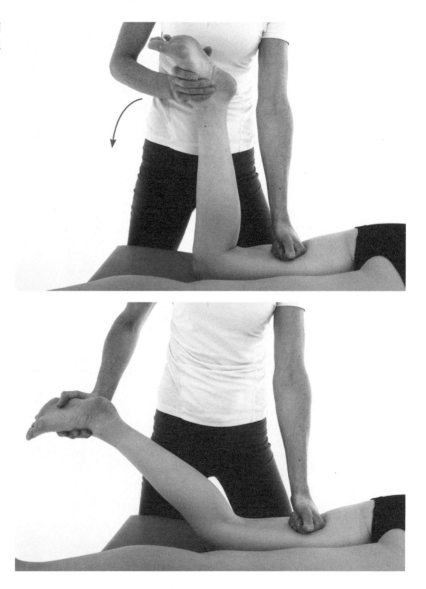

从肌腱的嵌入点到起始点进行治疗，定位3块腘绳肌。为进行更精确的按压，可以实施主动软组织松解术。深入肌肉群之间以分离粘连组织，用拇指或指骨大力按压，同时指导患者伸展膝盖。

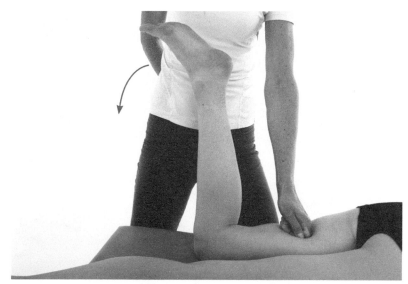

指骨用力按压腘绳肌以实施主动软组织松解术

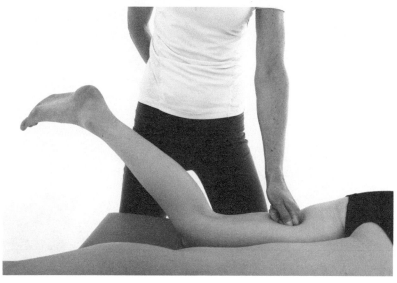

仰卧位可以进行更大范围的伸展。用肩部支撑患者的小腿，用手肘进行按压，也可用拇指或指关节进行更集中、有力的按压，指导患者伸展膝盖。

利用手肘对腘绳肌实施主动软组织松解术

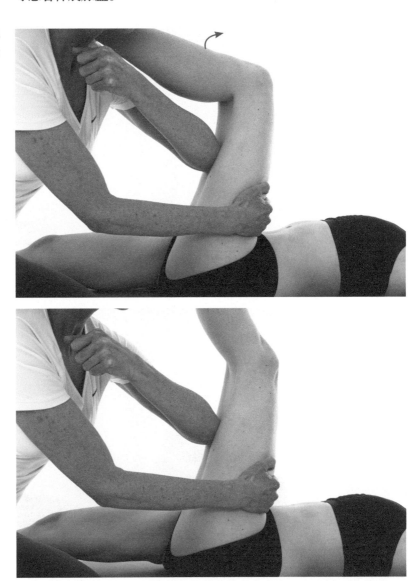

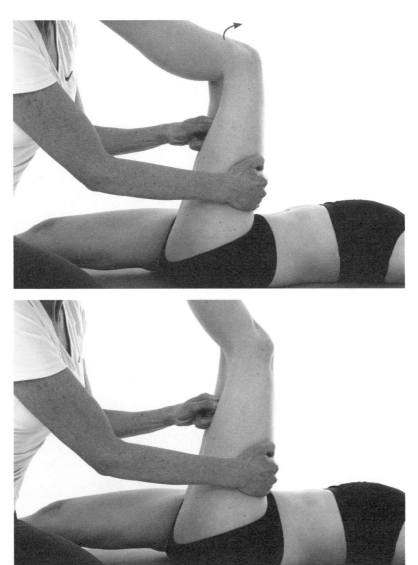

利用指关节对腘绳
肌实施主动软组织
松解术

　　另外，按压部位应远离腘绳肌的起始点，向嵌入点进行按压，或者用肩部移动患者的髋部使其屈曲，或者指导患者屈曲髋部，让患者抓住膝盖后上方的腿部，并将其向上拉至屈曲状态，以达到最佳的控制效果。

在远离腘绳肌的起
始点处实施主动软
组织松解术

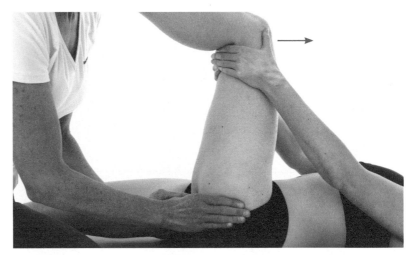

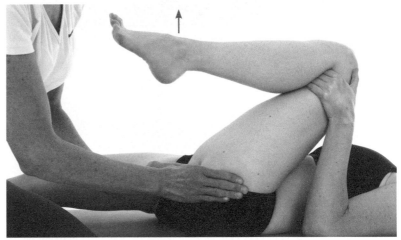

　　按压时应缓慢进行，因为任何粘连组织都非常敏感。在同一次
按压期间同时进行髋部屈曲和膝盖伸展，能够有效地放松肌肉，让
患者更加灵活，但治疗时应非常小心。也可以让患者以侧卧姿势按
压该部位，确保大腿在髋部屈曲时有所支撑，这适合于柔韧性不足
的患者。

　　对腘绳肌实施负重软组织松解术也有很好的效果。患者站立，
按压腘绳肌并指导患者进行伸展。

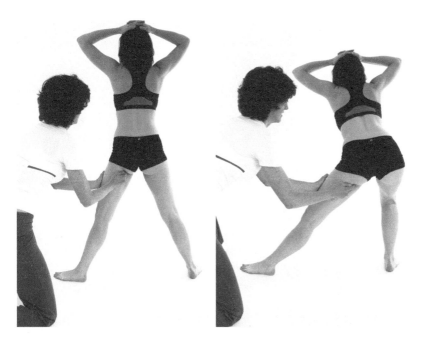

以负重姿势对腘绳肌进行软组织松解术

髋部屈曲

　　主要肌肉：股直肌、缝匠肌、阔筋膜张肌、耻骨肌、髂肌、大腰大肌和小腰大肌（不常出现）。

　　所有髋屈肌都会让骨盆向前倾，如果发生粘连或紧绷，就很难使骨盆有效地保持中立姿势，还可能会伴有腹肌无力的症状并导致脊柱前弯症。如果出现这种情况，进行特定的腹肌独立力量训练就至关重要，软组织松解术可以帮助髋屈肌重获力量。腰大肌强健有力，是主要的姿势肌。当嵌入点固定后，腰大肌有助于身体以卧姿进行屈曲。治疗时，如果下背部有问题，如患者有脊柱前弯症或其他不良姿势，应该时刻关注两侧的情况。髂肌和腰肌常被称为"髂腰肌"。

深层髋屈肌和腰
方肌
❶腰大肌
❷腰方肌
❸髂肌

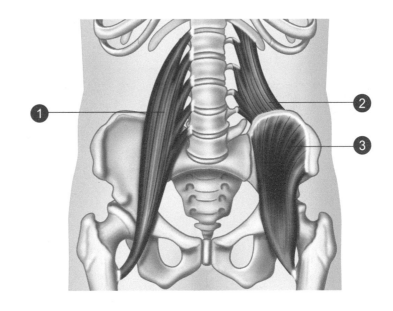

髋屈肌的治疗

让患者仰卧在治疗床上，轻柔而稳定地按压其股直肌、缝匠肌和阔筋膜张肌（会有一点痒），按压位置应远离肌肉起始点。指导患者向后倾斜骨盆。还有一个很好的方式就是让患者以侧卧姿势治疗髋屈肌。充分支撑腿部，适当按压，并使腿部伸展。

对股直肌实施被动
软组织松解术

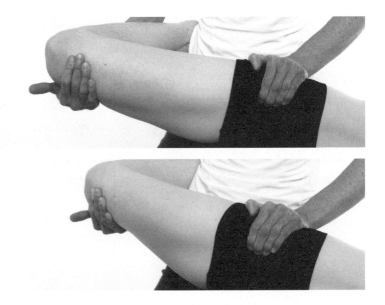

对于沉重的腿部来说做到这一点有点困难，但是通过主动活动，还是可以进行适当的按压，而且只需要髋部稍微伸展就可以进行有效的放松。

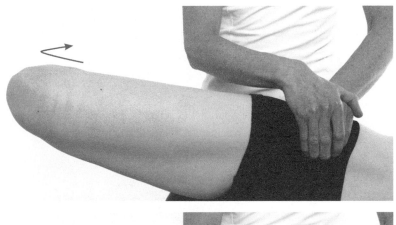

对股直肌实施主动软组织松解术

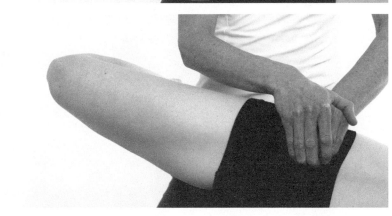

对于髂腰肌则需要非常小心，患者充分放松对于取得良好的疗效至关重要。让患者保持仰卧姿势并屈曲膝盖，将手指放在与肚脐水平的腹直肌边缘的外侧（最后一根肋骨和腹白线之间的一半处）；当患者呼气时，用手指轻轻按压肌肉，当患者吸气时停止；第2次甚至第3次呼气时才能进行更深入的按压。一旦达到所需深度，手指的角度稍微向内侧倾斜就能感觉到腰大肌。指导患者进行髋部屈曲，能通过感觉到肌肉缩短来确定位置。如果引起明显的不适，可以稍微减小压力。之后，保持按压，指导患者伸直腿部以便于进行软组织松解术。指导患者进行骨盆后倾也可以达到很好的放松效果。这种方式实际上只会影响到该深层肌肉的表面，但通过按压筋膜，可以使整个肌肉都得到放松。

指导患者以同样的姿势治疗髂肌。在髂前上棘和髂骨凹陷处的上方缓慢地移动，保持按压并指导患者伸直腿部。

对髂肌实施主动
软组织松解术

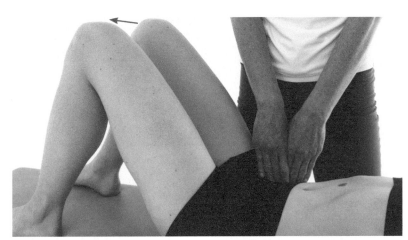

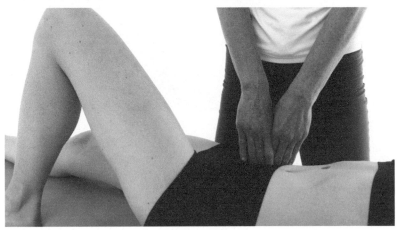

当腰大肌和髂肌合并形成髂腰肌腱时，以中等力度按压髂肌和腰大肌。侧卧姿势可以使髂肌得到有效放松，你可以触及肌肉并指导患者伸展髋部，确保骨盆保持在中立位置。

髋关节内收（腿内收）

主要肌肉：长收肌、大收肌（斜纤维）、短收肌、股薄肌、臀大肌（下束）和梨状肌（活动范围在90度以上）。

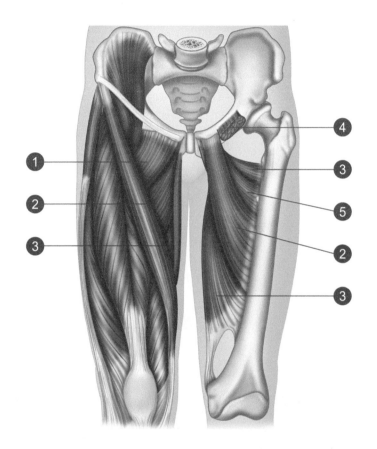

内收肌
❶耻骨肌
❷长收肌
❸大收肌
❹耻骨肌（削减）
❺短收肌

所有的内收肌都非常重要，它们在步行和跑步的支撑阶段可以保持大腿向内收以防止外侧失去平衡。内收肌群撕裂常被称作"腹股沟拉伤"，通常出现在与股四头肌相比，内收肌较为虚弱的情况下。在短跑运动或突然改变方向的运动中容易发生这种拉伤。过度使用（如骑马或踢足球）导致过度紧张（高张性），都可能诱发这类问题。拉伤通常出现在肌肉起始点或肌腱联合处。保健按摩对于该部位获得并维持柔韧性与力量至关重要。大收肌是最大且最靠后的内收肌，其起始点靠近腘绳肌，有助于髋部的伸展。运动员认为无足轻重的腘绳肌疼痛经常是大收肌在作祟。根据大腿的姿势，肌肉仍然可以向内或向外转动。

髋部内收肌的治疗

即便对于柔韧性良好的人，该部位的治疗也常常较为敏感，所以确保患者放松很重要，也就是说要在实施按压前先缩短肌肉。患者采用仰卧姿势，治疗师扶住患者屈曲的膝盖并将他的脚置于治疗床上，用另一只手按压肌肉，即长收肌和耻骨肌的边缘，然后让腿部被动地外展，或者指导患者将腿外展至治疗师的手边，确保另一侧髋部不会抬起。

对长收肌实施被动软组织松解术

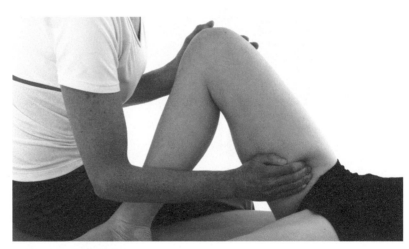

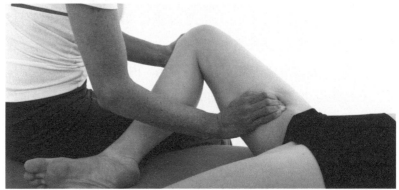

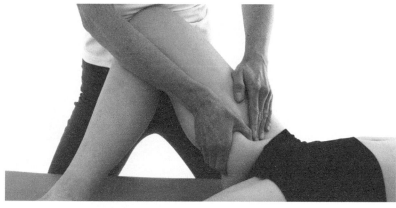

对长收肌实施主
动软组织松解术
（抓握）

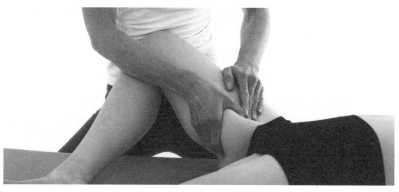

治疗时可以靠近耻骨以确保涉及肌肉的起始点。对于股薄肌而言，做伸直腿部的拉伸可能会更有效，因为该肌肉同样要穿过膝盖。

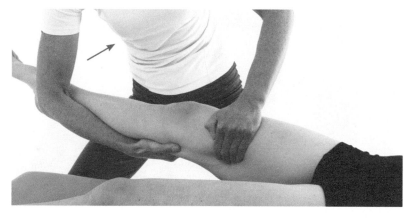

对股薄肌实施被动
软组织松解术

对股薄肌实施被动
软组织松解术

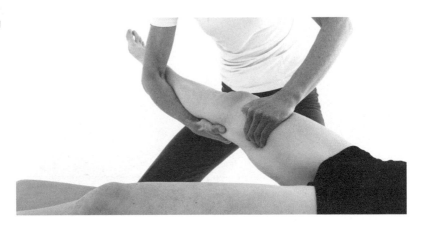

　　为了轻松定位大收肌，可以让患者躺在治疗床的末端，用身体支撑整个腿部，让髋部更加灵活。这样有助于定位大收肌，增加髋部屈曲程度以促进软组织放松。实施恰当的按压并建议患者在必要时适当外展或屈曲髋部，以分离粘连组织。对于其他内收肌的有效治疗也可以采取这样的方式，让它们相互之间进行分离和来回移动，并根据内收肌的第2次运动情况在必要时稍微改变运动形式。

在治疗床末端对患
者实施主动软组织
松解术，有利于进
行更大幅度的运动
及有效治疗大收肌

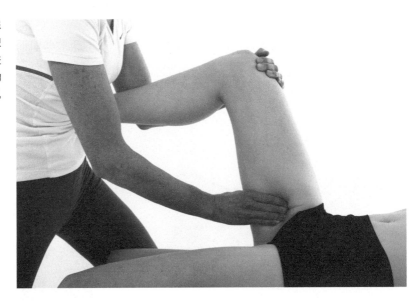

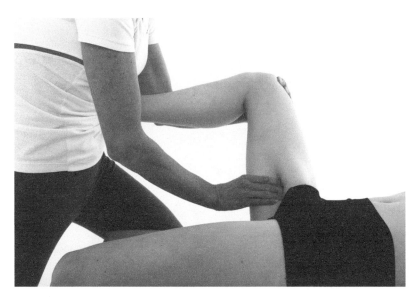

在治疗床末端对患者实施主动软组织松解术，有利于进行更大幅度的运动及有效治疗大收肌

大收肌对于负重软组织松解术的反应良好，指导患者在站立的同时进行拉伸。

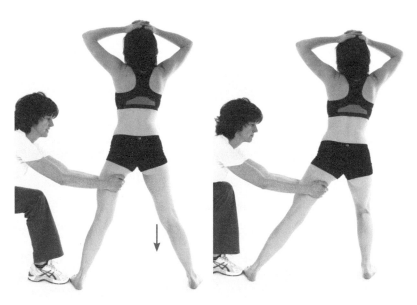

以负重的姿势对内收肌实施软组织松解术

髋关节外展

　　主要肌肉：臀中肌、臀小肌、阔筋膜张肌、缝匠肌、梨状肌（坐姿）、臀大肌（上部）。

大腿外侧肌肉
❶臀中肌
❷臀大肌
❸股二头肌（长头）
❹股二头肌（短头）
❺阔筋膜张肌
❻股直肌
❼髂胫束
❽股外侧肌

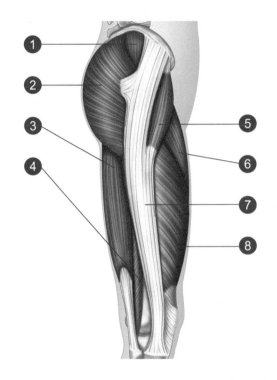

　　人在步行和奔跑时，可以通过离心收缩将身体的重量从一只脚转移到另一只脚，臀中肌和臀小肌具有支持和控制髋部与骨盆倾斜运动的作用。当一只脚离开地面时，收缩可以防止另一侧的髋部松垂。许多人的臀中肌有受抑制的倾向，部分是由日常生活中的坐姿所致。在步态中，由于臀中肌没有足够的力量来保持骨盆水平，骨盆在非负重侧明显下降。对臀中肌实施软组织松解术应先于具体的力量强化训练，并将两者结合，以提高疗效。

阔筋膜张肌和髂胫束

　　阔筋膜张肌能协助进行多个动作，包括髋部屈曲和外展，在髋部伸展时充当内旋肌。它还是膝盖处一块薄弱的伸肌和外旋肌。在负重运动中，阔筋膜张肌有助于髋部和股骨在胫骨之上保持稳定。阔筋膜张肌、臀大肌与一束称为髂胫束的又厚又密的结缔组织相连，髂胫束连接骨盆和胫骨，而且有助于稳定伸直的膝盖。该部位经常出现过度使用损伤，因为髂胫束易出现高张性且在步态中过于活跃，这样会导致脚跟着地后髋部过度内旋，随后还会导致臀中肌无力并增大髂胫束的张力。髂胫束与股外侧肌之间可能会出现运动受限的问题，导致髂胫束在股骨外侧髁或大转子上方发生摩擦。

解除阔筋膜张肌与髂胫束之间的限制较为困难和痛苦，但在精确运用软组织松解术的情况下，可以对严重粘连的部位进行有效的放松，并将不适感降至最低。这些问题多与臀中肌无力、骨盆姿势不佳、股外侧肌紧张和内收肌无力等情况有关。

髋部外展肌和髂胫束的治疗

让患者采用侧卧姿势，然后用手固定屈曲的膝盖和外展的髋部。从髂嵴向臀中肌施加压力，髋部内收。如果要治疗严重的高张力病例，或者是腿部较重难以固定，肘部的运用必不可少，且小心按压并不会造成过多不适。

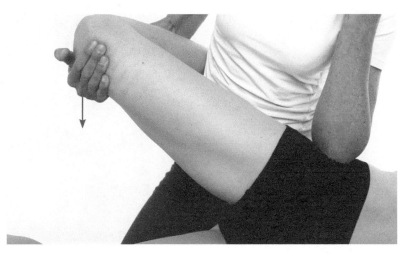

对臀中肌实施被动软组织松解术

对臀中肌实施被动
软组织松解术

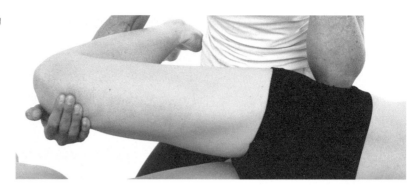

  为避免过度用力地固定患者的腿部，可以采用主动软组织松解术。请患者在保持脚踝并拢的同时外展髋部，对患者实施按压并让其内收髋部。在臀部外展时若出现组织张力过大的情况，可以在进行按压的同时用另一只手支撑膝盖。

  在治疗外展肌和浅层髋屈肌时，让患者采用侧卧姿势，用手掌根部或肘部实施按压，使腿部内收。

对阔筋膜张肌实施
主动软组织松解术

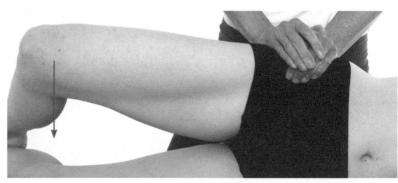

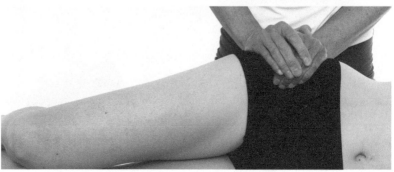

也可以对患者进行按压并指导患者小幅度伸展髋部。该部位非常敏感，可能会感到不适，甚至有些痒，所以需要准确、有效地实施按压。

为了放松髂胫束，首先要放松臀肌和阔筋膜张肌，然后轻轻抓住髂胫束两侧，并要求患者屈曲膝盖，这样可以分离髂胫束与股外侧肌之间的粘连。随后进行具体的结缔组织按压，在肌肉后缘下方进行卷曲，然后推进到肌肉前缘，为增大力量，应用两个拇指重叠按压，每一次按压后都指导患者屈曲膝盖。

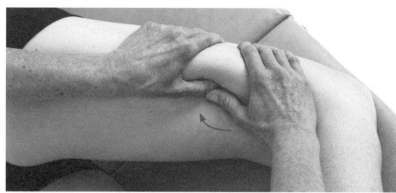

对髂胫束和股外侧肌实施主动软组织松解术

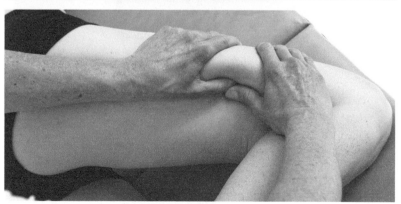

当患者屈曲或伸展髋部并远离按压角度时，对髂胫束实施结缔组织按压可以达到软化筋膜的作用，同样以侧卧位进行。

膝盖

　　膝盖具有优良的活动范围，它是由强韧的韧带和一定的肌腱结构来进行稳定的，特别是髂胫束、缝匠肌、股薄肌、半膜肌、半腱肌、腘肌和股四头肌。在跑步和走路的过程中，随着重量从身体转移到地面，膝盖始终需要承受压力。一旦出现过度使用，膝盖很容易因扭转和旋转而遭受损伤。

　　股四头肌群嵌入髌骨基底部和髌骨韧带，然后连接髌骨与胫骨粗隆。髌骨韧带在功能上表现为肌腱，将股四头肌的力量传递到胫骨，因此又常被称为"髌腱"。有一条固定的结缔组织穿过膝盖，称为髌骨支持带。

膝盖屈曲

　　主要肌肉：腘绳肌、腓肠肌、股薄肌、缝匠肌、腘肌和跖肌。

大腿内侧肌肉
❶长收肌
❷缝匠肌
❸股薄肌　┐鹅足
❹半腱肌　┘
❺大收肌
❻半膜肌

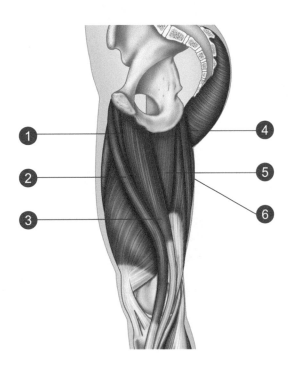

　　除了腘肌，以上肌肉都要穿过两个关节。膝屈肌控制伸展，避免膝盖在走路和站立时过度伸展。膝盖后部的疼痛可能是其中任意一块肌肉紧张所致，通常是腘绳肌。一般情况下，奔跑、踢腿、跳跃等运动都有可能使肌肉紧张。半膜肌、缝匠肌和股薄肌的嵌入肌腱合并形成鹅足，该部位的充血可引起膝盖内侧疼痛。重要的是要对整个肌肉以及膝盖周围的所有肌腱进行治疗，以增强其运动性能及关节稳定性。

膝屈肌的治疗

　　患者采用俯卧姿势并屈曲膝盖，实施大面积的按压并使患者的膝盖被动伸直，对3块腘绳肌实施软组织松解术，评估并释放过度张力。

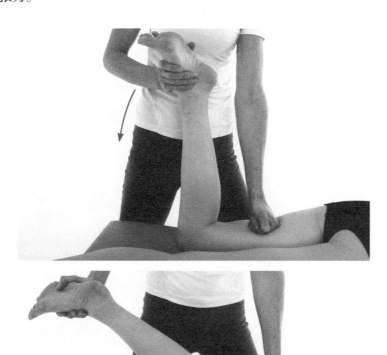

大面积按压，对腘绳肌实施被动软组织松解术

之后，可以实施主动软组织松解术，使用指骨、拇指或手指用力地进行更细致的按压。

使用指骨用力按压，对腘绳肌实施主动软组织松解术

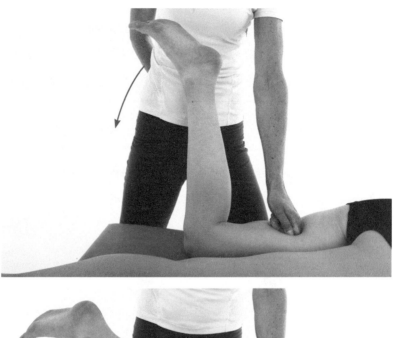

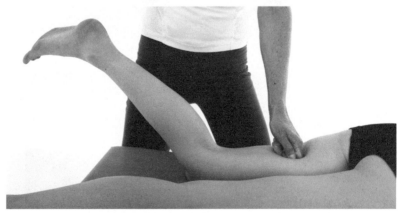

轻轻抓起嵌入肌腱，一次一个，并伸展膝盖。

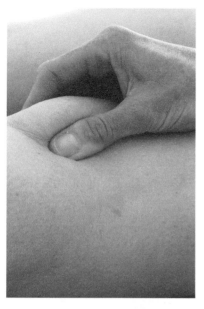
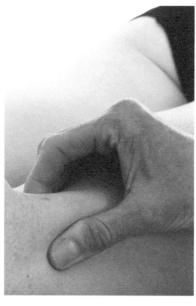

对腘绳肌内侧的嵌入肌腱实施软组织松解术（左图）；对股二头肌的嵌入肌腱实施软组织松解术（右图）

轻轻抓起鹅足并指导患者伸展膝盖，或者让患者仰卧，轻微屈曲膝盖，用手指固定肌腱，患者伸展或放平膝盖时保持固定和按压。

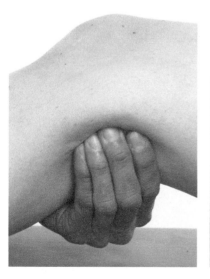
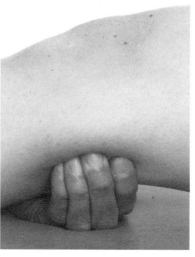

对鹅足实施软组织松解术

腓肠肌主要与其他足底屈肌一同得到放松，股薄肌与内收肌，缝匠肌与其他髋屈肌一起放松。

膝盖伸直

主要肌肉：股四头肌群［股直肌、股外侧肌、股内侧肌（包括斜肌）和股中间肌］。

大腿前侧肌肉
❶ 髂肌
❷ 阔筋膜张肌
❸ 缝匠肌
❹ 耻骨肌
❺ 长收肌
❻ 股直肌
❼ 髂胫束
❽ 大收肌
❾ 股薄肌
❿ 股外侧肌
⓫ 股内侧肌
⓬ 腰大肌
⓭ 短收肌

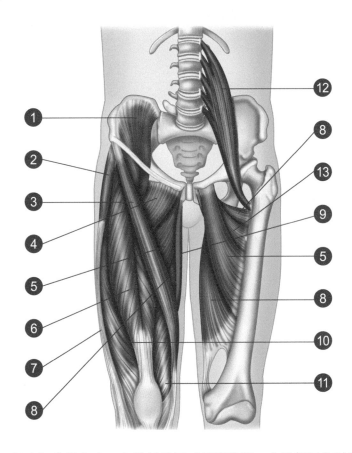

股直肌非常有力，在髋部伸展时是膝伸肌，在髋部屈曲时是无效的。股内侧肌在膝关节伸展的最后阶段较为有力。阔筋膜张肌同样是一块较为无力的膝伸肌。

股四头肌群是非常有力的一组肌肉群，在步行、奔跑、跳跃等运动中获得了大量锻炼。股直肌穿过了两个关节，同样参与髋部屈曲，对张力更为敏感。对股四头肌进行分离和局部拉伸有助于4块肌肉重新获得平衡，使每块肌肉的功能和力量都能得到保障。这样不仅可以将损伤的可能性降至最低，还能避免股四头肌功能障碍及膝盖出现过度使用损伤。在直接创伤后过早对股四头肌进行治疗较为危险，可能会导致骨化性肌炎。

膝伸肌的治疗

患者仰卧，以半屈曲姿势支撑其膝盖。让患者伸直膝盖，实施按压并屈曲膝盖。

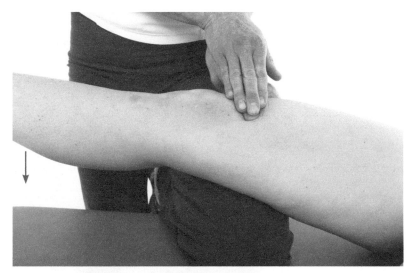

对股四头肌肌腱实施主动软组织松解术

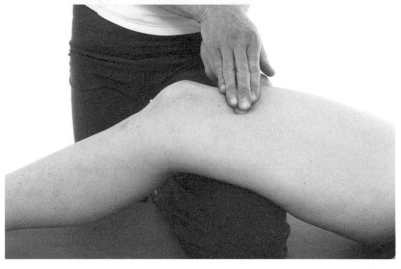

为了达到更好的拉伸效果，患者应仰卧，将腿放在治疗床的边缘，另一条腿从髋部开始屈曲以保护背部。

对股四头肌实施被动软组织松解术

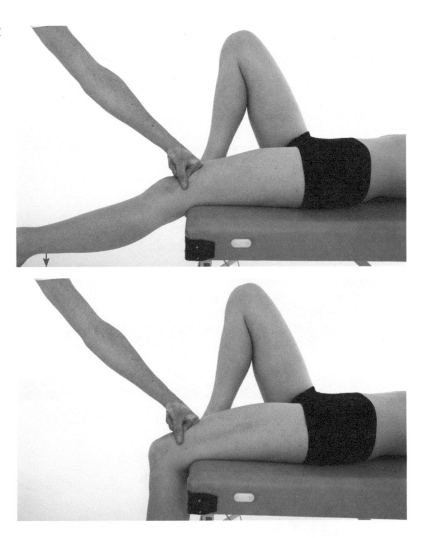

在肌肉起始处实施按压，稍微朝向纤维方向横着分离股外侧肌与髂胫束，将股内侧肌与缝匠肌和内收肌分离。在这样的情况下，患者主动屈曲膝盖能够使拉伸效果最好。对于股直肌的治疗，侧卧并伸展髋部是最佳姿势（见第47页"髋部屈曲"）。这一姿势也有助于通过主动屈膝实现股外侧肌与髂胫束的分离（见第59页）。

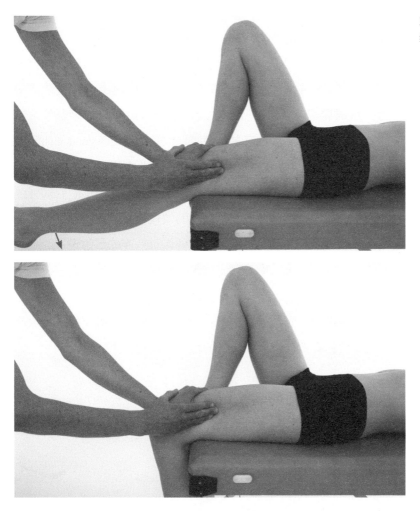

对股外侧肌实施软
组织松解术

膝盖问题

有些膝盖损伤可以通过软组织松解术得到很好的治疗。通过放
松股四头肌并确保其肌肉边缘不发生粘连，有助于治疗髌骨轨迹不
良。通过治疗减轻大腿外侧和髂胫束的粘连和张力，可以促进股内
侧肌获得有效的力量，这样可以使肌肉重获平衡。

在滑膜皱襞的病例中，结合传统的摩擦技术，对膝盖附近支持
带的内外侧实施软组织松解术会破坏纤维组织，拉伸和滋养周围的

结缔组织，将有助于减少前间隔的压力。

在受伤的情况下，对内侧韧带复合体实施特定的软组织松解术大有益处。一般的软组织松解术可以缓解肌腱炎给膝盖造成的压力。对髌腱实施特定的轻度软组织松解术可以分离该部位的粘连组织。如果被确诊患有胫骨粗隆骨软骨病（Osgood–Schlatter disease），应避免对嵌入点进行治疗，但有必要放松高张力状态下的四头肌，这种高张力难免会出现在快速生长的骨骼所附着的强健肌肉上。软组织松解术可以提供有效的放松治疗。对于髂胫束综合征的治疗，可以在其紧绷且通常与股外侧肌粘连的部位进行。在这样的情况下，还必须考虑外侧支持带的充血。膝关节后部进行手术后，肌肉萎缩，活动范围缩小，实施主动软组织松解术可以快速见效。当患者可以控制拉伸范围时，肌肉和筋膜的纤维组织就可以放松，从而获得有效的力量，这样的治疗方式是有用的。

膝盖的治疗

让患者仰卧，当患者屈曲膝关节时，在远离髌骨内外侧边缘的部位有条不紊地实施结缔组织按压。

对内外侧支持带实施软组织松解术

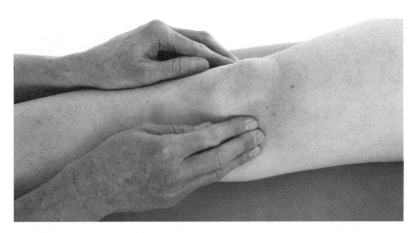

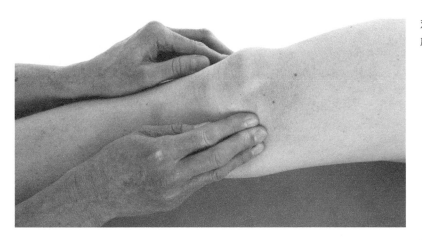

对内外侧支持带实
施软组织松解术

　　对纤维区域进行治疗是很有必要的，但重要的是缓慢而精确地
进行滑动按压，因为这些部位可能非常敏感。内侧韧带的治疗也可
以采用相同的方法。在治疗髌腱时，应指导患者屈曲膝盖并横向按
压以拉伸肌腱鞘。

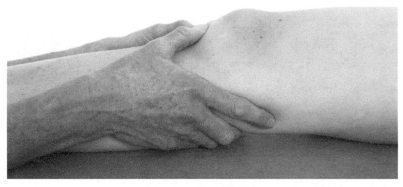

对髌腱实施软组织
松解术

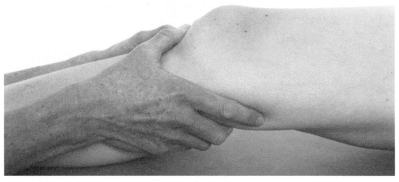

　　患者站立时也可以治疗膝盖，当患者半蹲时对髌骨两侧进行按压可以影响内外侧支持带。这种动态功能性治疗对缓解髌骨轨迹不良能够快速见效，患者可以通过正确的技术指导确保膝盖在第2个脚趾上方屈曲。

跖屈

　　主要肌肉：浅表间隔——腓肠肌、比目鱼肌和跖肌；深层间隔——胫骨后肌、趾长屈肌和蹈长屈肌；外侧间隔——腓骨长肌和腓骨短肌。

表层小腿肌肉
❶ 腓肠肌（内侧头）
❷ 腓肠肌（外侧头）
❸ 比目鱼肌
❹ 跟腱

深层小腿肌肉
❺ 跖肌
❻ 腘肌
❼ 胫骨后肌
❽ 趾长屈肌
❾ 蹈长屈肌

中间小腿肌肉
❿ 比目鱼肌
⓫ 腓骨长肌

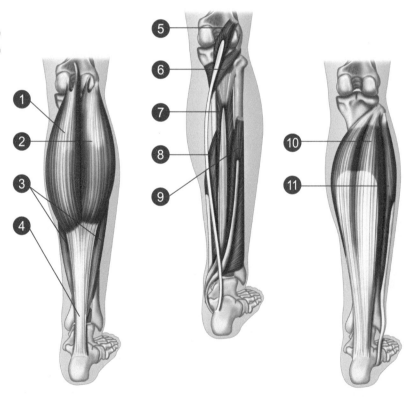

　　腓肠肌和比目鱼肌是脚踝处最主要的足底屈肌。在高强度步行和跑步的推地阶段，腓肠肌是体内最有力的肌肉之一，跟腱是腓肠肌和比目鱼肌的嵌入点，非常粗壮。比目鱼肌进行等长收缩以保持站姿。与它在跖屈中的作用一样，腓肠肌可以屈曲膝盖，因其穿过两个关节所以对于张力更为敏感。小腿经常会出现过度使用损伤，所以失衡也较为常见。例如，如果腓肠肌在直腿拉伸时没有得到充分拉伸，而比目鱼肌（由于其附着于膝盖下方）在屈膝拉伸中又未能得到完全拉伸，那么这两块肌肉之间就很容易出现粘连，肌肉肌腱连接处还常会出现充血，失衡部位还容易出现筋膜间隔综合征。

足底屈肌的治疗

通常采用软组织松解术对小腿进行治疗，张力和粘连组织很快就能一目了然。让患者俯卧，两个脚踝平放在治疗床的末端。在腓肠肌的腹部和背屈脚之间实施按压或指导患者背屈足部。

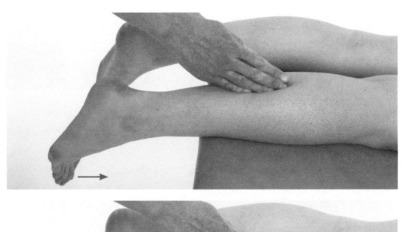

对腓肠肌实施主动软组织松解术

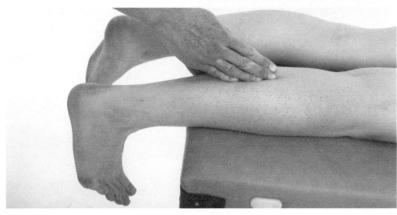

对肌肉内外侧进行系统的治疗。

随着膝关节的屈曲，可以对比目鱼肌进行更深入、更具体的治疗，或者将患者的小腿放在治疗师的大腿上以提供更多的支撑。通过调整按压的角度，从内外侧边缘分离比目鱼肌和腓肠肌的粘连组织，可以从肌肉肌腱连接处开始逐步往上进行。

对比目鱼肌实施主动软组织松解术

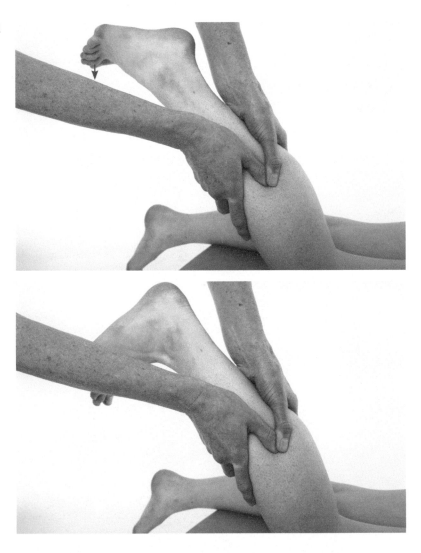

一旦腓肠肌和比目鱼肌放松，就可以通过对这些肌肉的治疗影响间隔后部的深层肌肉。将小腿放直，用手指向深处推进，必要时

将小腿放置在治疗师的肩部以获得支撑，但应注意不要压伤表层组织，让患者足部背屈。患者侧卧，避开胫骨实施按压，以避免出现充血症状；让患者足部背屈。

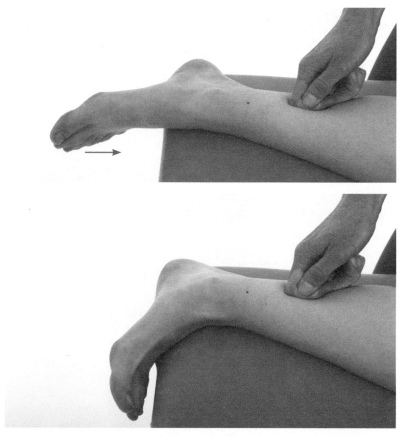

对深层间隔实施主动软组织松解术

跟腱

由于过度使用，跟腱病变可能演变为慢性疾病。需要对致病活动加以控制或调整，因为在继续进行致病活动的情况下病情很容易恶化。常规的小腿治疗非常重要，因为腓肠肌和比目鱼肌的充血往往是导致跟腱疾病的元凶。

对腓肠肌进行治疗后，轻捏肌腱。从肌腱上提起腱旁组织，并在足部背屈时保持这一捏挤动作。

对跟腱实施被动软组织松解术

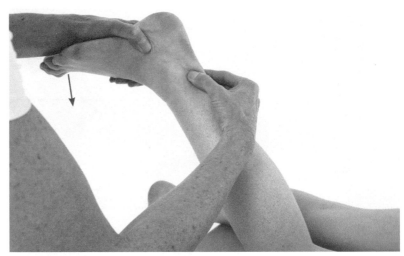

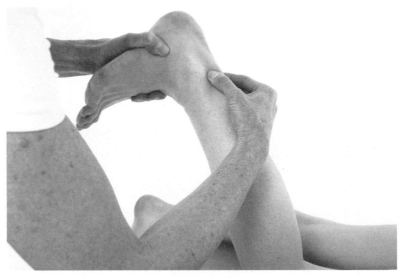

或者要求患者保持足部背屈以实施主动软组织松解术。按压2～3次，从脚跟一直到小腿的肌肉肌腱连接处。组织充血处得到有效的放松，有利于促进力量和重塑训练的开展。

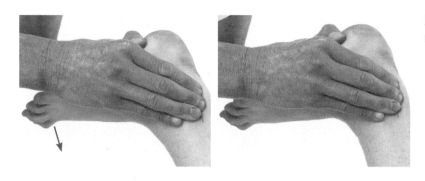

对跟腱实施主动软
组织松解术

在实施了部分或全部的跟腱撕裂手术后，软组织松解术是康复
计划的重要部分。对整个小腿包括脚实施软组织松解术，并使用上
述方法治疗跟腱。

背屈

主要肌肉：胫骨前肌、趾长伸肌、踇长伸肌和第三腓骨肌（不
常出现）。

胫骨前肌是主要的背屈肌。在保持平衡方面，胫骨前肌也起
到了重要的稳定作用，因为在运动过程中身体的重量分布在不断变
化，胫骨前肌可以帮助控制足部着地。趾长伸肌对维持跖屈和背屈
之间的平衡有重要作用。小腿前部的筋膜较厚，如果过度训练，出
现持续性筋膜室综合征型损伤的风险更高。训练量突然增加，尤其
是在较硬的地面上进行训练，如在团体健身课上，以及跑步里程的
逐渐增加或穿着不舒适的较重的鞋子步行太久等，都可能导致筋膜
室综合征型损伤。小腿前间隔紧绷及筋膜覆盖层紧绷会导致前间隔
与肌肉之间出现压力。最终，压力会导致血液供应受限，出现疼痛
和功能丧失（减退）的问题。在急性病程阶段，休息很有必要。

背屈肌的治疗

在软组织松解术中采用结缔组织按压方法可以有效缓解由于前
间隔筋膜紧张而逐渐增大的压力。建议在按压前先缩短胫骨前肌，这样肌肉在收紧时能更加舒适。使用指关节或拇指对肌肉起始点用力进行结缔组织按压并保持，主动背屈时下层肌肉会被暂时拉长。

对胫骨前肌实施主动软组织松解术

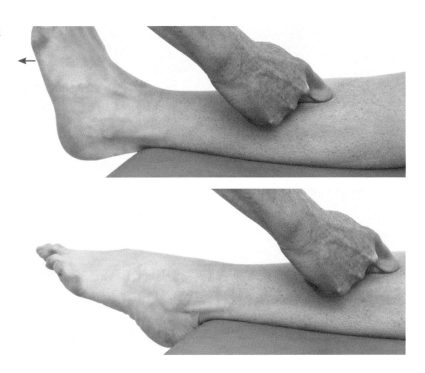

从脚踝处一直向上按压至胫骨，用手指将胫骨肌腱和其他伸肌肌腱从支持带的下方分离。软组织松解术可能会导致症状的轻微加剧，但最终它可以解决问题。即使是在严重的病例中，如果能及早发现紧绷的间隔，也可以避免筋膜切开术。

足内翻

主要肌肉：胫骨后肌、胫骨前肌、趾长伸肌、踇长屈肌和踇长伸肌。

胫骨后肌通过防止内侧足弓变平来帮助维持和控制前脚掌的位置。内踝和舟骨处的肌腱附着可明显触及胫骨后肌。过度使用会引发腱鞘炎。

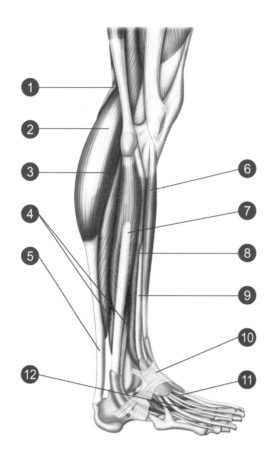

小腿外侧
❶ 跖肌
❷ 腓肠肌（外侧头）
❸ 比目鱼肌
❹ 腓骨短肌
❺ 跟腱
❻ 胫骨前肌
❼ 腓骨长肌
❽ 趾长伸肌
❾ 𧿹长伸肌
❿ 伸肌下支持带
⓫ 𧿹短伸肌
⓬ 趾短伸肌

足外翻

主要肌肉：腓骨长肌、腓骨短肌、第三腓骨肌（不常出现）。

腓骨长肌有助于保持内侧足弓的姿势。腓骨短肌可帮助保持纵弓的姿势。腓骨肌的主要功能之一就是使踝关节在高低不平的地面上也能保持稳定。

足内翻肌和足外翻肌的治疗

让患者仰卧，在外侧踝腓骨长肌的下方提拉并保持按压，直到患者形成足内翻或足背屈。顺着腿侧的肌肉一直向上实施治疗，以侧卧的姿势可以进行有效的治疗。

对腓骨长肌实施主
动软组织松解术

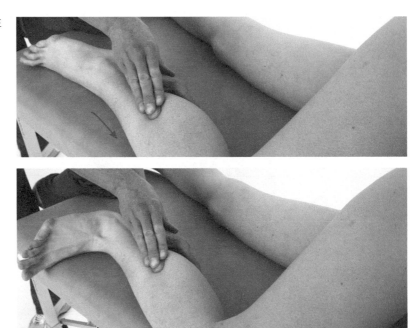

腓骨短肌位于踝关节外侧的周围，是踝关节内翻扭伤时所牵涉的主要肌肉。

脚踝

对于小腿和足部的一般治疗需要在有脚踝问题的相关症状下进行。在脚踝扭伤后对这些肌肉实施软组织松解术大有益处。在一般康复治疗期间，软组织松解术可以直接在RICE后进行，以确保肌肉获得力量。软组织松解术也适用于踝关节愈合不良的病例，即由纤维组织和肌肉失衡而导致的无力和不稳定，即使是在初次受伤的多年之后。内翻扭伤是最常见的踝关节扭伤，影响距腓前韧带、后距腓韧带和跟腓韧带和/或腓骨。扭伤后，伸肌腱鞘、伸肌支持带和韧带常会出现粘连，最后导致蛋形肿胀残留。在这样的情况下，对韧带实施软组织松解术是有用的，同时它对所有足部外翻和背屈的肌肉都很有用。无论主要的损伤部位在哪里，都需要让肌肉恢复平衡。为了恢复运动自如的状态，应对韧带组织与肌腱之间实施按压，指导患者进行适当的伸展。屈曲、伸展、外翻和内翻的组合动作能很好地分离肌腱和支持带，因为它们参与了肌肉所有的主要和次要运动。

一旦影响脚踝的组织得到放松，关节运动良好，力量训练和本体感受重塑训练变得更加有效，将有助于实现永久性的修复。对于严重的损伤病例，如韧带断裂或骨折，愈合过程较长。损伤和强制固定可能会导致肿胀、瘢痕组织、疼痛以及使运动功能减退变为永久性的后果。如上所述，软组织松解术在恢复脚踝灵活性和减轻肿胀方面都非常有益。

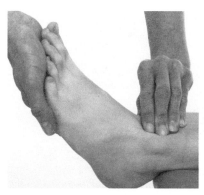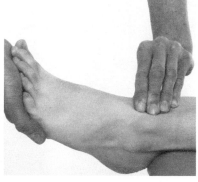

对支持带的伸肌腱实施软组织松解术

胫纤维炎症

胫纤维炎症一般指小腿慢性疼痛，可能出现于小腿前间隔、后间隔，有时候也会出现在侧面，但更为常见的是胫骨内侧边缘的疼痛，更为准确的定义为"胫骨内侧压力综合征"。

当胫骨内侧缘疼痛时，需要特别注意足底屈肌。慢性问题多由比目鱼肌、趾长屈肌和胫骨后肌所致，多见于胫骨的1/3以下位置处。这种损伤可能是由肌肉的高张力或筋膜室综合征、肌腱与骨骼之间的粘连、骨膜的炎症或骨骼的实际应力性骨折所造成的。许多患有这种疾病的长跑运动员借助矫正器成功矫正了过度外翻这一问题。重复性运动的特性会使一个原本微小的生物力学缺陷变得较为明显。无论是否需要器械矫正，软组织松解术都是治疗胫纤维炎症必不可少的方式。软组织松解术可以在保证炎症不恶化的情况下减少组织粘连和张力。

胫纤维炎症的治疗

无论疼痛的部位在哪里，都必须解决小腿间隔和足部的所有问题，以帮助肌肉恢复平衡。一旦浅表的后间隔得以放松，就可以着手治疗深层间隔。用拇指或手指在胫骨的中间滑动，然后继续按压并使患者足部背屈。

对深层后间隔实施
主动软组织松解术

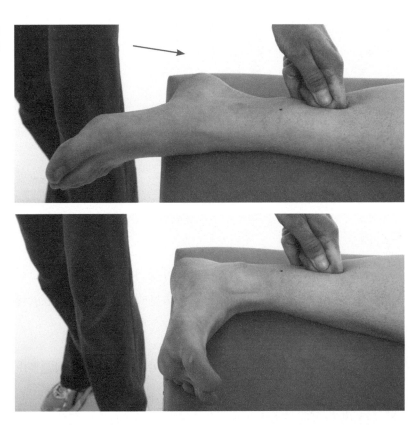

如果感到非常不舒服或担心是应力性骨折，应该先进行7秒测

试（见第16页），以确保避开炎症最严重的部位，在周围进行。有必要对足部进行彻底的治疗，以缓解深层后间隔嵌入肌腱的充血，这样的治疗还有助于恢复足部平衡，改善其自然姿势。

足部

足部是维持身体平衡的重要部位。足部强壮且灵活的肌肉结构可以加强其震动吸收的能力，降低受伤风险。如果足部软组织柔韧灵活，就能够给足部关节提供良好的控制和运动效果。这就提升了足部的运动效率和落地动作的正确性，并降低了足部任何部位受限的可能性。直立时，脚底强健的韧带给足弓提供了最重要的支撑作用。跖面有4层固定肌肉，有助于支撑足弓及移动脚趾。这些肌肉连同跨越脚踝的长肌腱共同维持运动过程中的足弓结构。厚厚一层的结缔组织包裹着足部肌肉组织，脂肪组织也能给足部提供保护。

脚趾受伤很常见，例如地盘脚趾，即第一跖趾关节（MTPJ）扭伤；跖骨痛，是一种常见的前脚掌疼痛；趾外翻和踇趾僵硬，是由跖趾关节活动度不足或活动度过大造成的。一旦确诊问题所在，软组织松解术对缓解不适将有非常明显的益处，并且能够通过恢复肌肉平衡来改善足部的力学机制。在手术矫正趾外翻后，软组织松解术对创伤组织的恢复也具有显著的作用。

脚趾屈曲

主要肌肉：趾长屈肌、趾短屈肌、踇长屈肌、踇短屈肌、小趾短屈肌、骨间肌、跖方肌和蚓状肌。

趾屈肌的治疗

放松深层后间隔（见第73页），然后治疗足底肌肉，用指关节按压，要求患者伸展脚趾。

脚趾伸展

主要肌肉：踇长伸肌、趾长伸肌、趾短伸肌、蚓状肌和骨间肌。

趾伸肌的治疗

按压前间隔，从跖面屈曲脚踝开始进行伸展，然后逐步治疗脚背侧的相关组织。在伸肌肌腱之间滑动或捏挤，保持该姿势然后屈曲脚趾。

对伸肌肌腱实施被动软组织松解术

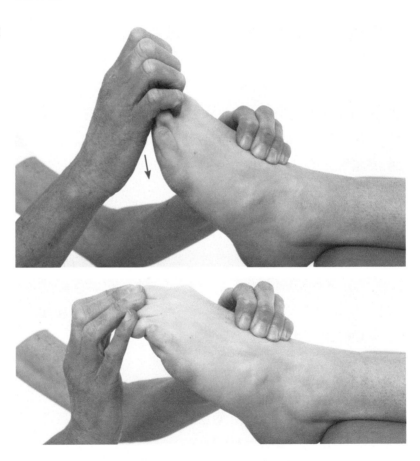

紧压肌腱，屈曲脚趾，或者让患者自己屈曲。

脚趾外展

主要肌肉：跚展肌、小趾展肌和骨间背侧肌。

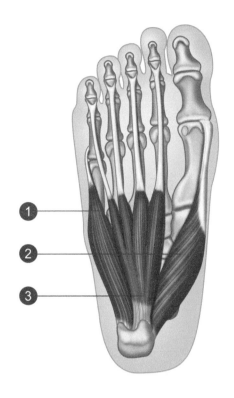

足部背面视角（表层肌肉）
❶ 小趾展肌
❷ 跚展肌
❸ 趾短屈肌

脚趾内收

主要肌肉：跚展肌和骨间足底肌。

足底筋膜炎

足底腱膜，又称足底筋膜，是足底较厚的一层纤维性组织带，覆盖了足底肌肉并且对维持足底纵弓具有重要的作用。大腿侧面肌肉无力且过度内翻会导致足底筋膜炎，也就是筋膜逐渐变厚并且发炎。这种情况下，一般会导致足底紧张以及脚后跟及相关组织产生中度的疼痛。

足底筋膜有助于支
撑足弓并防止骨骼
在体重作用下分散
❶足底跟舟韧带
❷短足底韧带
❸长足底韧带
❹足底腱膜

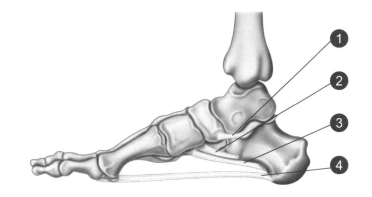

足底筋膜炎的治疗

要治疗足底筋膜炎，至关重要的是要治疗小腿、跟腱和足底肌肉。如果足底筋膜炎较为严重，通常会出现软组织受限的问题。在脚趾伸展时，建议使用结缔组织按压法。实施主动按压才能更加有力。指关节有力按压才是有效的治疗方法。

对足底筋膜实施主
动软组织松解术

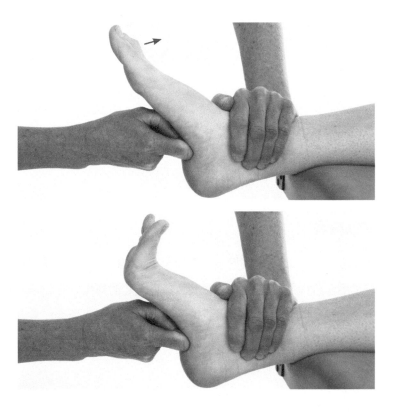

第4部分
躯干和颈部

脊椎

脊椎由33个独立的椎体组成：7个颈椎、12个胸椎、5个腰椎、5个骶椎（融合）和4个尾椎（融合）。尽管椎体之间的运动幅度很小，但是这33个椎体结合在一起能够使整个脊椎活动自如。椎体之间是软骨盘（椎间盘），占了整个脊椎总高度的1/3。强壮的韧带和肌肉使整个脊柱能够保持直立的姿势。脊椎有3种自然曲线（如果包含骶椎曲线就有4种），正是由于脊椎具有这些曲线以及椎间盘，才能吸收身体的震动。灵活而强壮的肌肉能够促进椎间盘内的液体流动，有效维持脊椎的曲线。

虽然保持正确的姿势能够降低受伤风险，但是大多数人或多或少都出现过背痛。正确的脊椎姿势可以把维持身体站姿的肌肉张力减至最小。如果身体偏离中立位置，那么运动就会被离心收缩的肌肉所阻碍。如果将错误的姿势持续下去，那么肌肉就会产生适应性反应，从而导致肌肉不正常、以肌肉力量减小为主要形式的肌肉失衡和功能障碍，以及脊椎活动度减弱、常见的神经根激惹疼痛。身体适应不良姿势需要很多年，因此有些人直到肌肉紧绷和失衡导致诸如椎间盘脱垂之类的损伤才意识到这个问题。

骨盆的位置受腹部肌肉、脊椎伸肌以及髋伸肌和屈肌的影响。腰椎前凸曲线的曲率增加会导致髋屈肌和背伸肌紧绷，腹部肌肉无力以及代偿性胸椎后凸（驼背）。侧屈肌可反映身体侧面的失衡性。按摩治疗师必须系统地治疗髋部以及与背痛有关的拮抗肌。许多不同类型的压力都会影响姿势，治疗师要注意患者是否有上述症状。

患者可能有身体结构上的问题，例如双腿长度不一致。也有可能受职业因素影响，例如司机长时间开车，又或者是长时间坐在计算机前。如果运动是致病因素，那么症状可能会重复出现，例如长距离骑车或打高尔夫、打网球等身体一侧负荷过多的运动。在治疗时必须找出问题的根源。持续按摩背部有明显的实用价值。目前公众仍不清楚正确姿势的重要性，因此，后续的治疗应重视活动度、拉伸和力量训练对姿势的影响（见附录2）。

当有人出现了任何神经性缺陷或急性症状时，遵循执业医生的建议进行治疗非常重要。在身体出现急性炎症和保护性反应（肌肉痉挛）的情况下，刚开始治疗时软组织松解术并不适用。当持续性外伤源于抬起或放下重物、坐骨神经以及椎间盘退化等问题时，有力而灵活的软组织松解术就能发挥其益处，使其恢复平衡。总之，软组织松解术的使用必须遵从效益最大化原则。软组织松解术有助于改善运动模式，缓解神经根紧张。

脊椎伸展

主要肌肉：竖脊肌（髂肋肌、最长肌、棘肌）、腰方肌、棘间肌、多裂肌、半棘肌和臀大肌（屈曲姿势）。

竖脊肌两侧的3块肌肉的收缩共同促成了背部的伸展。髂肋肌（外层）全部附着在脊椎上。最长肌（中层）附着在头骨、颈椎和胸椎上。这些部位有很多复杂的肌肉收缩活动，因为竖脊肌可以控制脊柱的屈曲，同时也稳定无负重的身体一侧，以在身体侧屈时防止骨盆下垂。竖脊肌对维持第2曲线也有极其重要的作用。

横突脊突肌在竖脊肌的深层，从最表层的肌肉开始，按照顺序，依次是半棘肌、多裂肌、旋转肌和棘间肌。最深层肌肉只横跨了1~2个椎体。

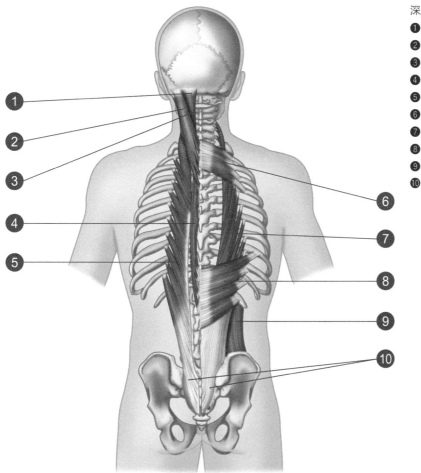

深层背部肌肉
❶头半棘肌
❷头夹肌
❸颈半棘肌
❹棘肌
❺胸最长肌
❻上后锯肌
❼胸髂肋肌
❽下后锯肌
❾腰方肌
❿胸腰筋膜（深层）

脊椎侧屈

主要肌肉：腰方肌、竖脊肌、横突间肌、腹外斜肌、腹内斜肌、腹直肌和多裂肌。

侧屈是由一侧屈曲的肌肉所致，单腿站立时，腰方肌在无负重一侧非常用力以防止骨盆下垂。它在身体用力呼吸时通过固定隔膜头来稳定第12肋骨。当两侧腰方肌收缩时，它们负责进行腰椎伸展活动及其稳定性。

脊椎旋转

主要肌肉：腹外斜肌、腹内斜肌、多裂肌、旋转肌和半棘肌。

一侧旋转期间，对侧腹外斜肌和同侧腹内斜肌同时收缩。腹外斜肌是最表层的一侧肌肉，其起点与前锯肌相连。腹内斜肌则以与其对角线的方式向相反的方向延伸。

躯干筋膜

躯干，和身体的其余部分相同，由表层筋膜和深层筋膜覆盖。颈部的深筋膜厚密而有力，包裹肌肉，支撑并连接躯干和肩胛带以及上肢的肌肉。在下背部有一个特殊的深筋膜，即胸腰筋膜，它由3层组成，分别位于胸部下方、腰部以及尾骨部位。后层在竖脊肌的表面，背阔肌有一部分由此起始。中层在竖脊肌和腰方肌之间。前层是最薄的一层，位于腰方肌的前面。这3层筋膜覆盖了竖脊肌的外侧边缘，形成了腹横肌和腹内斜肌的源头。

结缔组织按压对确定肌肉是否完全分离具有一定的作用。正因为下背部肌肉比较强壮，因此按压对于此部位任何软组织的放松都有重要的作用。

腹部深筋膜比较薄，并且有弹性，因此腹部和胸部可以扩张。下腹部由腱膜（腹外斜肌）和薄膜组成。

脊柱伸肌、侧屈肌和旋转肌的治疗

让患者侧卧，在靠近脊椎的骶髂关节上方用力按压，指导患者将骨盆后倾，压力应略微指向头部。骨盆倾斜会提供一个轻微的伸展，但是应控制运动并保持动作准确。

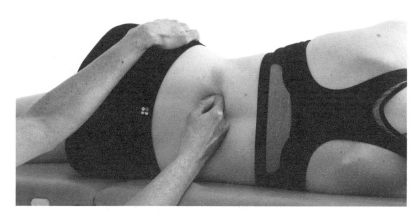

骨盆后倾，在竖脊肌上实施主动软组织松解术

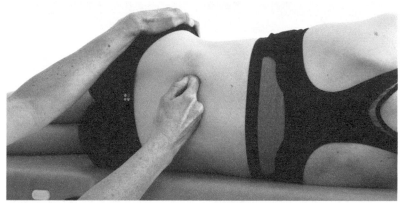

　　尽管躯干屈曲，也要保持按压，动作需非常用力。在整个腰椎区域持续按压并移动，然后返回，尽量从侧面开始按压。不管是骨盆倾斜还是脊柱和髋部屈曲，对骶髂关节周围进行治疗都需要2～3次结缔组织按压。对于腰方肌而言，应将两个拇指重叠，在胸腔和骨盆之间的竖脊肌侧缘上进行深度按压。在患者伸展时保持此压力，并让患者进行髋部内收、手臂外展。

在腰方肌上实施主
动软组织松解术

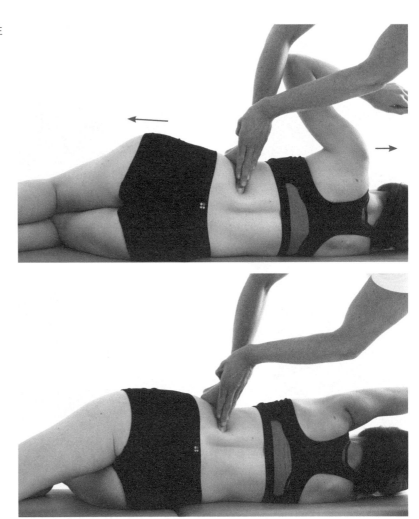

　　竖脊肌的治疗应持续一段时间，直到治疗师触及不会因骨盆运
动产生的伸展活动而受到影响的部位。这个过程通常只对腰椎附近
的区域有作用。放松竖脊肌并进一步放松背部，需要在患者屈曲躯
干时进行按压，指导患者拱起背部，再向后推压。在此病例中，压
力的方向要朝向躯干的底部。

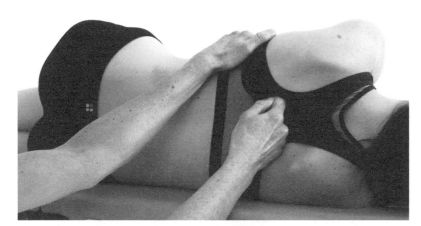

在胸椎区域对竖脊肌实施主动软组织松解术，保持按压，让患者拱起背部

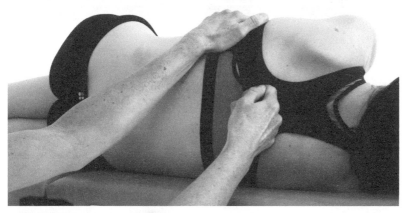

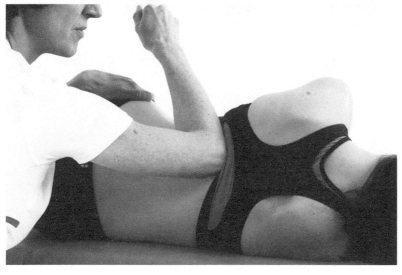

用肘部对竖脊肌实施软组织松解术

　　负重软组织松解术有时也是一个有用的技术。在实施软组织松解术时，患者可以站立，可以靠墙，也可以躺在沙发上，而后对患者进行结缔组织按压，指导患者屈曲或侧屈脊椎。另外一个有用的姿势是让患者用手脚撑地，让患者像"愤怒的猫"一样拱起背部，治疗师按压脊椎的两侧，当患者恢复中立位置时松开按压。

负重姿势下对竖脊肌实施软组织松解术

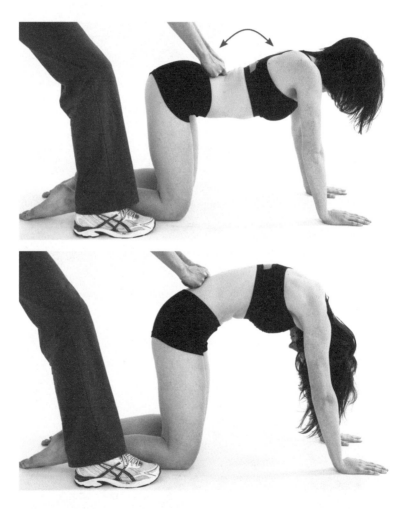

　　即使患者的体形较大，坐姿下的软组织松解术也同样有效。由于肌肉承受压力，因此建议从胸腰筋膜的顶层开始按压，而不是深层伸肌。保护患者的髋部前方，进行结缔组织按压，指导患者侧

弯或弯曲脊椎，由于此时筋膜得到了放松，严重的肌肉缩短能得到
缓解。

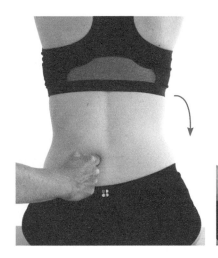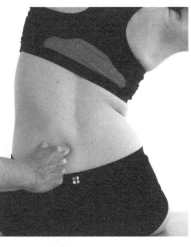

坐姿下对竖脊肌实
施软组织松解术

　　患者采用坐姿，一侧手臂举起，此时背阔肌得到伸展，可强
化软组织松解术的效果。患者同样采用坐姿，可以对腰方肌进行放
松，患者可以侧屈。

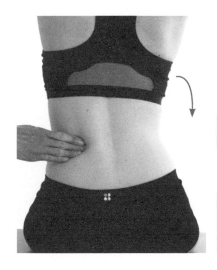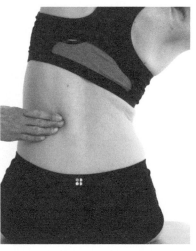

坐姿下对腰方肌实
施软组织松解术

　　对于胸椎区域，旋转有助于有效地恢复正确的运动模式。用手
肘轻柔地按压胸半棘肌，直到表层肩胛带肌肉放松，指导患者向伸

展的同侧旋转脊椎。同样，深度按压椎板间使力量到达多裂肌，指导患者向伸展的同侧旋转脊椎。

脊椎屈曲

主要肌肉：腹直肌、腹外斜肌、腹内斜肌、腰大肌和腰小肌（当嵌入点固定时）。

腹部肌肉
❶ 在前直肌鞘下的腹直肌
❷ 腹外斜肌（肌肉部分）
❸ 腹外斜肌（腱膜部分）
❹ 腹内斜肌
❺ 腹直肌鞘后层
❻ 腹白线
❼ 腹横肌
❽ 腹直肌
❾ 腹直肌鞘前层

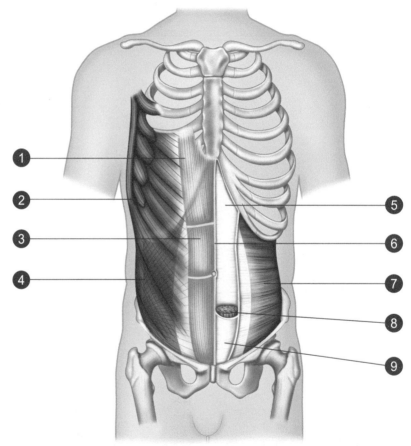

脊椎两侧肌肉向心收缩时会发生屈曲。屈肌的倾斜角度改变，会影响骨盆的位置，从而导致腰椎曲线也发生改变。腹部肌肉在耻骨联合处附着于骨盆，腹壁内的肌肉偶尔会发生撕裂，从而引发筋膜粘连。筋膜变厚是姿势不良所致，它会导致后续的姿态失衡以及无力。如果脊椎屈肌无力，骨盆就会下垂，髋屈肌和脊椎伸肌会连同脊椎屈肌一起产生张力亢进，导致腰椎曲线前凸。因此，分别强化腹部肌肉对于重获失去的力量很有必要。

脊椎屈肌和旋转肌的治疗

让患者仰卧，治疗腹直肌。从耻骨起点开始进行结缔组织按压，然后指导患者稍微侧屈，再按压一侧肌肉的外部边缘，患者侧屈时在肌肉下面用手提捏。注意按压的角度要靠近嵌入点以避免伤及骨骼。查看髋屈肌的各节，以治疗腰大肌（见第48页）。以相同的方式治疗腹内、外斜肌，在患者侧屈时进行按压。也可以让患者侧卧，旋转躯干也可获得充分的放松伸展效果。患者在移动时不可进行按压，采用一定的按压角度以获得浅层结缔组织按压效果。

在治疗腹直肌或腹斜肌时，坐姿也是一个极佳的方式，这样可以扩大运动范围。进行大面积按压，例如整只手或松握的拳头，然后指导患者向另一侧侧屈。对于腹内斜肌放松而言，需按压并向另一侧旋转以进行伸展；而对于腹外斜肌而言，只需要在同侧按压和旋转即可。

对腹斜肌实施软
组织松解术

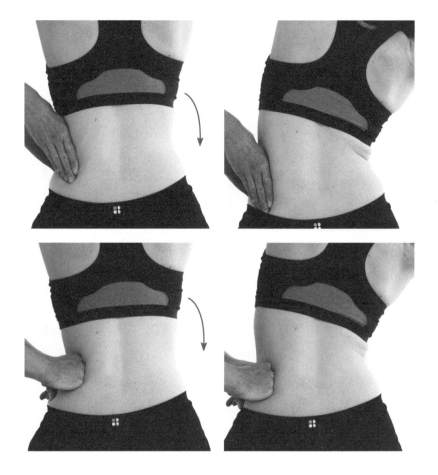

腹部按压

主要肌肉：腹横肌、腹外斜肌、腹内斜肌和腹直肌。

这些肌肉可以增加腹部压力并为骨盆、腹部和内脏提供肌肉
支撑。

呼吸：吸气

主要肌肉：膈肌、肋间外肌、肋提肌、上后锯肌、胸小肌和胸
锁乳突肌。

呼吸：呼气

主要肌肉：腹横肌、肋下肌、胸横肌、肋间肌、腹外斜肌、腹内斜肌、背阔肌和腰方肌（固定肋骨）。

膈肌

膈肌是最大的一层薄片状肌肉，分离胸腔和腹腔。膈肌收缩时会下拉，随后气压改变，使气体进入肺部。放松时膈肌会回到原位，气体从肺部排出。例如在进行中高强度运动期间，用力呼气时，呼气肌肉也会参与进来，目的是为了迅速排出空气。整个收缩过程中，腹部压力增加，促使膈肌快速上移，让气体呼出的速度更快。腹横肌（最深层的腹部肌肉）是最有力的呼气肌肉。肋间内、外肌在肋骨上纵横交错，主要负责牵拉肋骨以使其聚拢（呼气）和散开（吸气）。

呼吸肌肉的治疗

对于所有有呼吸困难的人来说，治疗呼吸肌肉是非常有益的。软组织松解术对哮喘患者有积极的作用。运动员会发现软组织松解术有助于提升呼吸技巧，呼吸时胸部会感到轻松且顺畅自如。

确保患者处于舒适的仰卧姿势，膝盖和髋部屈曲。将拇指轻柔地放在肋骨下方的前方和后方，然后在患者吸气时移向膈肌连接处的前方；保持此姿势，完成吸气。保持按压，指导患者轻轻呼气，呼气结束再释放压力。对于肋间肌而言，侧卧是一个显现肋骨的合理姿势。在肋骨间按压，保持压力，指导患者呼气和吸气。肋间外肌是最表层的肌肉，因此此技术对其具有直接影响。

在肋骨间对肋间肌
进行按压

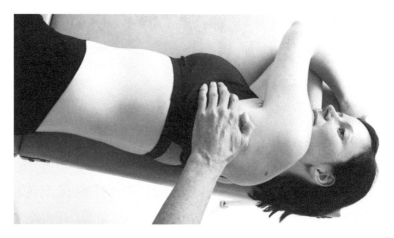

颈部

颈屈肌弱于颈伸肌，因为伸肌要抵抗重力以支撑沉重的头部，使其保持向上直立的姿势。伸肌始终处于压力之下，不断地进行静态离心收缩以维持姿势。姿势缺陷主要是重复活动或保持单一姿势不动所致，例如长时间坐着、写作、给天花板刷涂料或参加骑行等体育活动。因此软组织会产生轻微撕裂和紧绷，随着活动的持续，保持相同的动作模式就会导致失衡。颈部曲线幅度增大、迫使头部前移是一个较普遍的后果，还会表现为动作受限、头痛、眩晕、耳鸣以及肌肉、关节、神经疼痛等问题。另外，还可能发生椎动脉和神经挤压，这可能不是肌肉所致。如果患者患有眩晕或上述牵涉性疼痛，但又不是肌肉引起，那么就需要寻求医生的帮助和建议。

很多细小的颈部肌肉不仅可以维持头部的平衡和稳定性，还能控制一些特定的动作。由于这些肌肉不能进行触诊，因而在此不做讨论。颈阔肌是最表层的颈前肌肉，细小而扁平，而且与皮肤粘连。

坐姿软组织松解术是一种对肌肉组织进行评估和治疗的较好方式，颈屈肌一般在头部和颈部伸展时可以得到有效的治疗。系统地治疗主动肌和拮抗肌可以确保慢性颈部紧张及其副作用得到较好的缓解，如紧张性头痛。这样也有助于恢复正确的姿势，强化颈部肌肉的功能。

由于颈部具有较高水平的活动度，因而也是一个常见的受伤部位，例如颈椎过度屈伸。若颈部受伤，肯定会伴有韧带损伤。颈部肌肉便会出现极度紧张的情况。这是由于颈部会出现强烈的反射性收缩，以避免头部出现急剧的晃动。假设医学筛查的结果令人满意，那么软组织松解术就是一个不可或缺的治疗方式。而类似于椎关节强硬等关节退化问题，也可受益于软组织松解术。主动软组织松解术的好处在于患者仅进行小幅动作便可体验到舒适感。改善动作和姿势可以缓解关节面和椎间盘的压力。

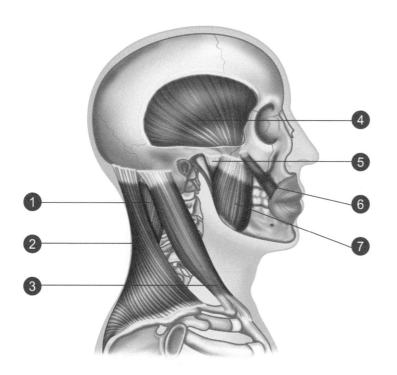

颈部
❶头夹肌
❷斜方肌
❸胸锁乳突肌
❹颞肌
❺咬肌（深层部分）
❻颧大肌
❼咬肌（浅层部分）

颈部屈曲

主要肌肉：胸锁乳突肌（SCM）、前斜角肌和颈长肌（颈部屈曲）；头长肌和胸锁乳突肌（颈部和头部屈曲）；头前直肌（头部屈曲并稳定寰枕关节）。

颈部侧屈

主要肌肉：前斜角肌、中斜角肌、后斜角肌、颈夹肌、肩胛提肌和胸锁乳突肌（颈部侧屈）；胸锁乳突肌、头夹肌、斜方肌和竖脊肌（颈部和头部侧屈）；头外侧直肌（在颈部上方侧屈头部）。

当胸锁乳突肌在两侧同时收缩时，颈部就会屈曲；当一侧胸锁乳突肌收缩时，颈部向同侧屈曲或向另一侧旋转。当头部和颈部固定时，胸锁乳突肌会上提锁骨和胸骨，从而协助吸气。斜角肌两侧同时收缩时也能辅助颈部屈曲，如果只是一侧收缩，那么就只能协助颈部向同侧屈曲。臂丛神经分布在前斜角肌和中斜角肌之间。

颈屈肌和颈侧屈肌的治疗

让患者仰卧，一只手支撑头部，另一只手轻轻抓住胸锁乳突肌。保持此姿势，并指导患者伸展颈部。

对胸锁乳突肌实施主动软组织松解术

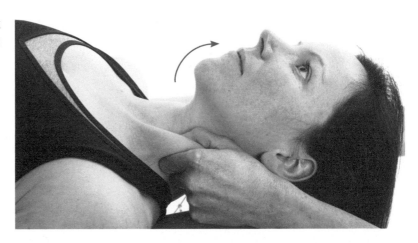

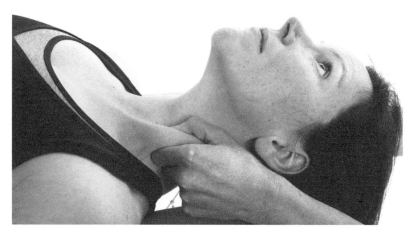

对胸锁乳突肌实施
主动软组织松解术

　　还有一种方法，轻轻抓住肌肉，被动地移动颈部使其远离按压点至颈部侧屈；或者指导患者向同侧旋转颈部以进行伸展，切记不要移动太快。如果此部位充血，每次就只按压一侧肌肉。按压肌肉边缘，按压点可以增加至2～3个，以放松锁骨和胸骨纤维。对胸锁乳突肌的嵌入点实施软组织松解术，如有必要，可以按压头骨的上方。如果经常出现筋膜增厚问题，那么结缔组织按压就是一种有效的治疗方式。指关节有助于确定按压点，但是应远离骨骼，移动位置时要小心谨慎。斜角肌能够协助吸气，因此协同呼吸方式不仅有助于使患者更加放松，还有助于提升松解效果。吸气时，颈部向同侧屈曲，可以治疗斜角肌，而后远离锁骨进行滑动按压；呼气时，头部向另一侧屈曲。在按压前斜角肌时，按压点可位于胸锁乳突肌的外侧；按压中斜角肌时，按压点要远离锁骨的中部；按压后斜角肌时，按压点要远离锁骨的最外侧。由于这整个部位都非常敏感，在治疗时必须缓慢按压。

对后斜角肌实施被
动软组织松解术

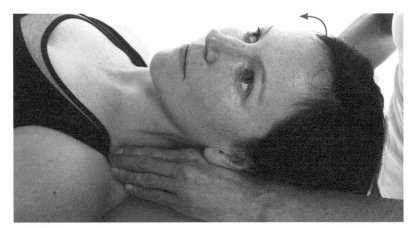

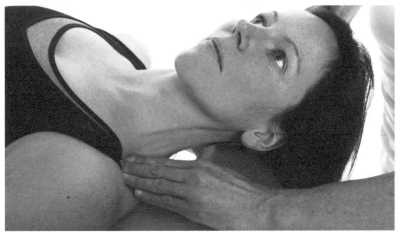

颈部伸展

主要肌肉：肩胛提肌和颈夹肌（伸展颈部）；斜方肌、头夹肌和竖脊肌（伸展头部和颈部）；头后大直肌和小直肌、上斜肌（在颈部上方伸展头部）。

颈部旋转

主要肌肉：颈半棘肌、多裂肌、前斜角肌和颈夹肌（旋转颈部）；头夹肌和胸锁乳突肌（旋转头部和颈部）；下斜肌和头后大直肌（旋转头部）。

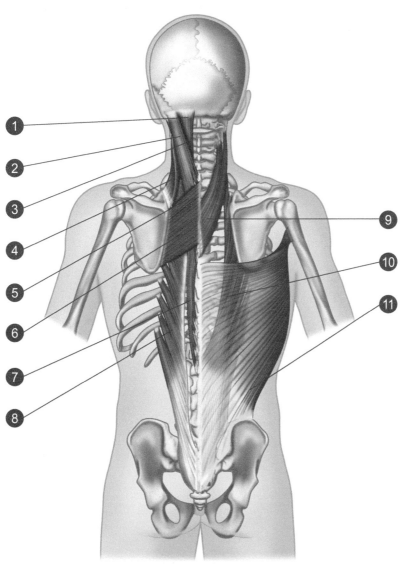

深层背部和颈部
肌肉
❶头半棘肌
❷头夹肌
❸颈半棘肌
❹肩胛提肌
❺小菱形肌
❻大菱形肌
❼棘肌
❽胸最长肌
❾颈夹肌
❿胸髂肋肌
⓫背阔肌

颈伸肌和颈旋转肌的治疗

此部位主要有两种治疗方式。第1种，让患者仰卧，一只手支撑头部，另一只手在颈部屈曲、侧屈和旋转时按压伸肌。逐步放松整个背部和颈侧的表层肌肉，通常情况下，只需要最少的动作就能达到较好的效果。夹肌和肩胛提肌内部、斜方肌和胸锁乳突肌之间经常发生充血。当患者的颈部向另一侧屈曲或指导患者屈曲头部时，深度按压胸锁乳突肌的外侧边缘才能触及上述肌肉。

对头夹肌实施主动
软组织松解术

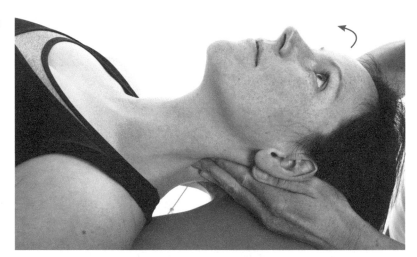

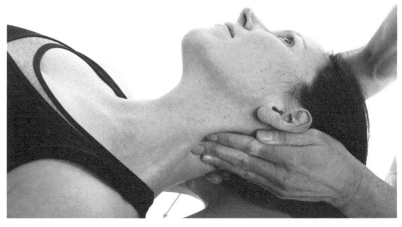

在颈部屈曲或向另一侧屈曲时，可以利用食指和中指按压斜方肌上束。当下巴紧缩进行伸展时，此时可以触碰到较深层的肌肉。在指导患者收拢下巴时，可以通过按压结缔组织来治疗枕骨下的肌肉。

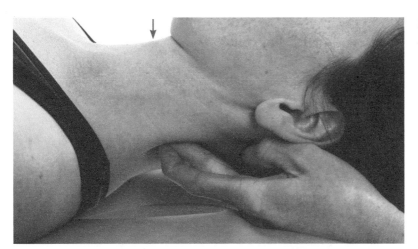

对颈伸肌实施主动
软组织松解术

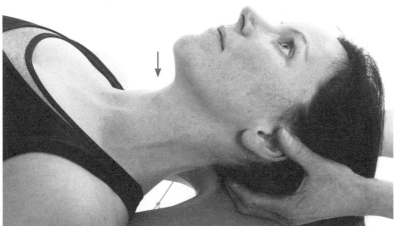

对枕骨下方的肌
肉实施主动软组
织松解术

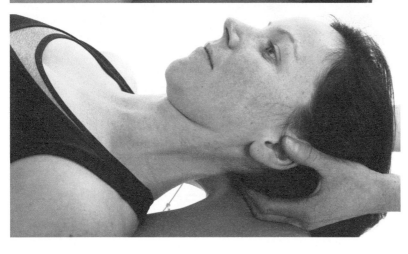

　　　　第2种，患者坐下，当治疗师对患者进行特定按压时，患者可以完成各种侧屈、屈曲以及旋转动作。在指导患者进行伸展时，引入功能性意识是一种非常有效的方式。

对斜方肌上束实施软组织松解术

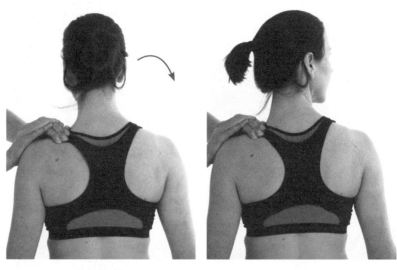

利用肘部对斜方肌上束实施软组织松解术

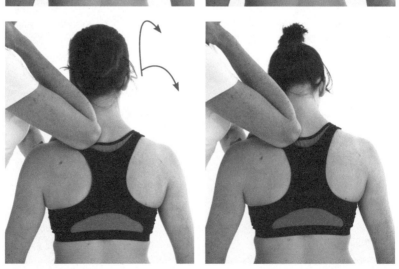

　　　　按压一定要精准、轻柔，否则会难以移动。这种方式可以对斜方肌和肩胛提肌进行高效的治疗。在斜方肌的前方纤维下面屈曲手指可以触及肩胛提肌的嵌入点，而后向肩胛骨的中部边缘按压，患者可以侧屈和屈曲颈部。

颞下颌关节（TMJ）

与颞下颌关节相关的主要有3个肌肉：颞肌、咬肌和翼状肌。此区域一般会出现的问题是疼痛、动作受限或不对称以及咬合问题。损伤会导致功能障碍，如颈椎过度屈伸或接触型运动项目所导致的外伤。牙齿断裂或下颌骨折，以及牙科手术使口腔长时间被迫张开，都会导致组织充血。只用一侧牙齿咀嚼或磨牙，均会导致过度使用损伤，进一步发展成疼痛或头痛。

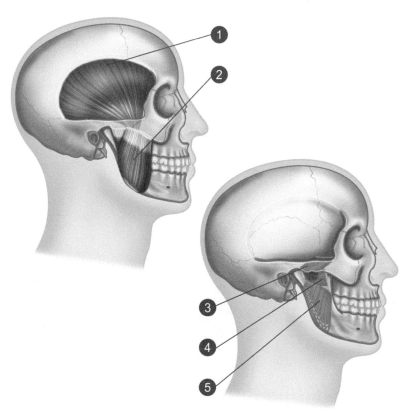

颞下颌关节
❶颞肌
❷咬肌
❸翼外肌（上头）
❹翼外肌（下头）
❺翼内肌

颞下颌关节的治疗

该部位的问题有必要去寻求专业医生的建议，尤其是牙医，他们可以检查咬合状况。对此部位实施软组织松解术首先需要治疗颈部。对负责移动关节的肌肉实施软组织松解术，不仅有助于减轻疼痛，还能纠正并重塑错误的动作模式。通常情况下，牙医会建议进行一系列的运动，例如当下颌张开时用舌头顶住上颚。

对颞肌进行结缔组织按压并要求患者张开口腔。

对颞肌实施软组织松解术

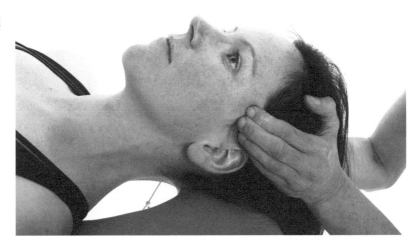

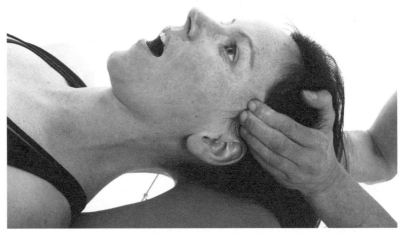

然后对咬肌进行按压，再次要求患者张开口腔。食指和中指用力对咬肌进行深度按压，在靠近颞下颌关节的区域按压翼状肌。开始时可以两侧同时进行治疗，仔细观察口腔张开的程度，在按压组织时要注意触诊的偏差。如果要进行更加具体的软组织松解术治疗，则应一次只对一侧进行按压，但是要避免过度治疗。

第5部分
上肢

肩胛带

　　强壮的肌肉围绕在肩胛骨周围，正是这些肌肉把胸腔、胸椎、颈部和头部连接在一起。肩胛骨与胸骨唯一的骨连接是锁骨。这种排列方式能够让肩胛带稳定肩部的运动，从而让肩部活动自如。

　　此部位也会发生肌肉失衡，导致体态不良、肩部活动受限以及疼痛。一块肌肉出现功能障碍，例如斜方肌上束的过度使用损伤，就会从整体上改变肩胛带的平衡性。肩胛带的上层纤维出现明显的缩短和紧绷，下层纤维则拉长从而产生肌肉限制的情况。此部位常见的身体缺陷是胸椎后凸（驼背）。在这种情况下，肩胛带前伸肌倾向于过度紧张，会产生肩部前移活动，从而导致肩胛带后缩肌和躯干伸肌的活动受限。很多身体活动都会加剧这些问题，例如在计算机前长时间工作等。被迫进行长时间直立，会导致直背现象，在这种情况下，后缩肌和背伸肌会变得紧绷，前伸肌受限。

　　胸锁关节和肩锁关节受伤较为频繁，尤其是在摔倒时。此部位受伤会导致关节活动度过大、不稳定以及力量缺失等问题。在这些关节周围实施软组织松解术可以分离粘连组织，从而有助于恢复并降低慢性肌无力发生的可能性。对关节周围持续实施软组织松解术，可将过度使用损伤导致退化问题的可能性降至最低，有益于经常进行投掷或举重的个体。

肩部后缩

主要肌肉：大菱形肌、小菱形肌和斜方肌（中束）。

菱形肌和斜方肌共同产生后缩。斜方肌有助于肩胛骨外旋，菱形肌则有助于内旋。这两块肌肉在肩部外展和内收时对稳定肩胛骨有重要作用。斜方肌有多种功能，因此它对上肢进行的所有动作都具有重要的作用。

背部和肩部表层肌肉
❶冈下肌
❷背阔肌
❸斜方肌
❹三角肌后束
❺大圆肌
❻腹外斜肌
❼髂后上棘

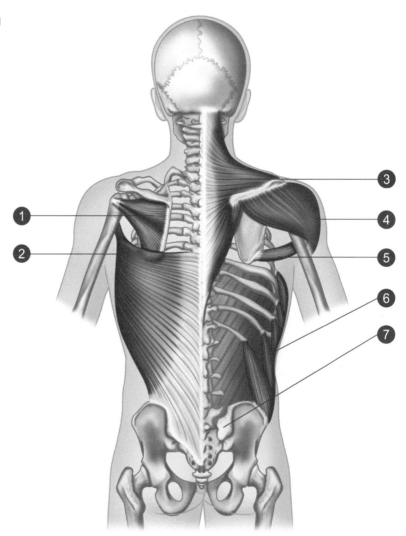

肩部后缩肌的治疗

让患者俯卧，从下层至中层对纤维施加压力。按压点要远离椎体及肌肉的外侧边缘，肌肉嵌入点位于肩胛和脊椎的连接处。指导患者将肩部推向床面以进行伸展。随着斜方肌放松，逐步按压菱形肌。如果肌肉的柔韧性和肩关节的活动度足够好，那么可以为前肩提供支撑，使其内旋。将患者的手臂放在背后，这可以使肩胛骨上移，从而可以在椎体边缘轻松定位菱形肌的附着点。

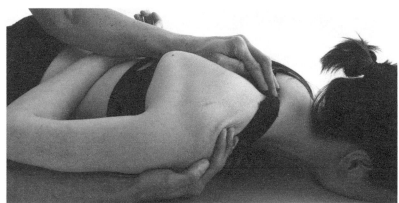

对菱形肌实施主动软组织松解术

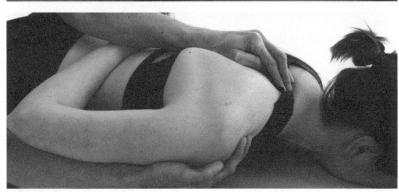

在靠近脊椎连接处实施按压，每一次按压后，患者通过把肩部推向支撑手来进行主动伸展。

患者采用坐姿，利用被动或主动软组织松解术可以有效地治疗菱形肌和斜方肌的问题。

对斜方肌中束实施
软组织松解术

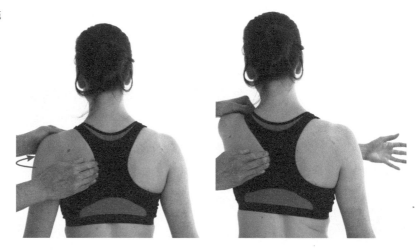

肩部上提

主要肌肉：斜方肌（上束）及肩胛提肌。

肩胛提肌与斜方肌协同工作，当肩部两侧收缩时会促进颈部伸展，使肩部上提。只有一侧收缩时，就会产生侧屈。肩胛提肌同样有助于肩胛内旋。

肩部提肌的治疗

让患者俯卧，一只手支撑前肩，另一只手钩住斜方肌上束，保持按压，支撑手则按住肩部。

对斜方肌上束实施
被动软组织松解术

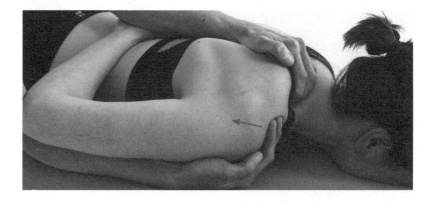

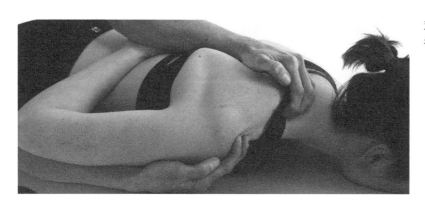

对斜方肌上束实施
被动软组织松解术

从头部开始，另一只手按住肩部并向下推压，此时可以按压斜方肌纤维。

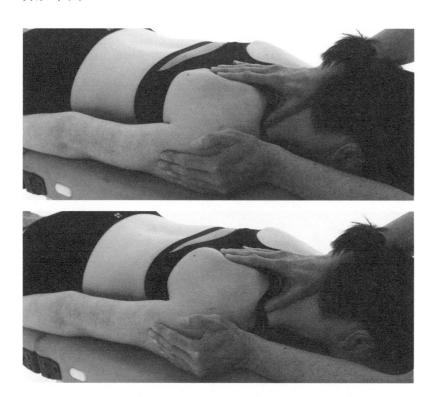

肩胛提肌以同样的方式进行治疗。在斜方肌上束的下面进行按压，在肩胛骨的上角定位嵌入点。患者要主动下压肩部，这种方式较为简单，因此可在此处保持按压。用拇指用力按压，要求患者把手放置在大腿两侧，这样可以让患者的肩部得到显著的放松。

肩部下降

主要肌肉：锁骨下肌、胸大肌、胸小肌和斜方肌（下束）。

锁骨下肌可以防止肩胛带上提和前伸。

肩部前伸

主要肌肉：前锯肌和胸小肌。

胸部和前肩部肌肉
❶ 颈阔肌
❷ 三角肌前束
❸ 胸大肌
❹ 肱二头肌
❺ 胸锁乳突肌
❻ 锁骨下肌
❼ 胸小肌
❽ 喙肱肌
❾ 肩胛下肌
❿ 前锯肌

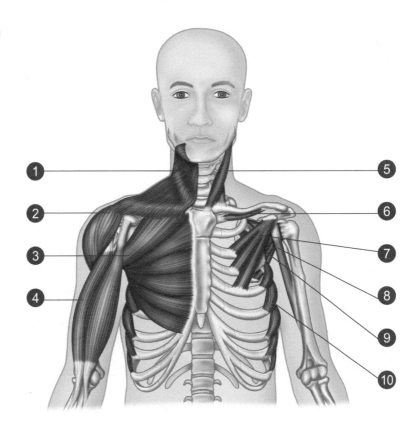

前锯肌是肩胛带的前伸肌，一般运动员此处的肌肉比较发达，例如拳击运动员和投掷项目运动员，这些运动员在击拳和投掷时肩胛骨需要强有力地向前运动。在手臂运动时，前锯肌具有重要的作用，它与菱形肌、斜方肌的中束共同稳定肩胛骨与胸骨的相对运动。它可以协助斜方肌完成肩胛骨的侧旋。此肌肉若出现肌无力或活动受限的情况，就会导致翼状肩胛。肩部脱位时要特别注意前锯肌，因为它会有失去力量的可能性。

胸小肌会协助前锯肌延长，并且当人体在用力呼吸时，它也可以上提肋骨。

肩部前伸肌的治疗

让患者侧卧，对前锯肌实施软组织松解术最为轻松。利用手指按压所有肌肉来确定需要放松的肌肉，从而避免肋骨之间的组织受伤。轻柔地把手臂拉到肩后来伸展肩部，并使肩胛带后缩，或者在按压时指导患者主动后缩。

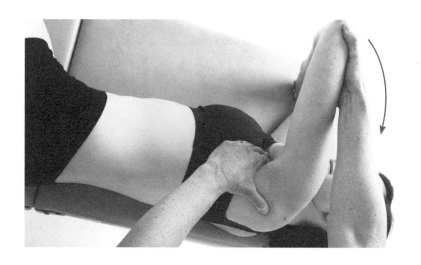

对前锯肌实施被动
软组织松解术

对前锯肌实施被动
软组织松解术

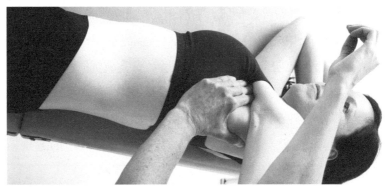

对前锯肌实施主动
软组织松解术

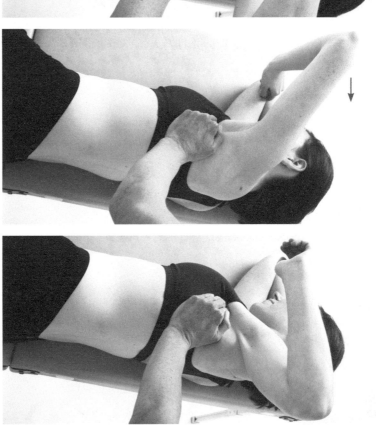

在放松胸小肌之前，要确定胸大肌已经处于放松状态。通过手指和指骨的用力来定位胸小肌，按压点要远离喙突，指导患者后缩肩胛骨至触碰床面。

让患者仰卧，手臂外展至90度，可以精确触及胸小肌，轻柔地

将手插入胸大肌之下，朝向喙突及肌肉的起始点。一旦触及肌肉，在
患者举起手臂上拉肩胛骨时，应保持深度按压。

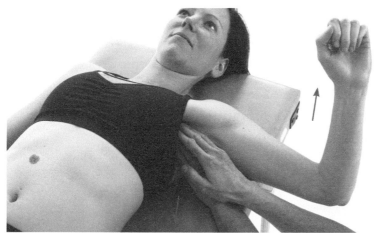

对胸小肌实施主动
软组织松解术

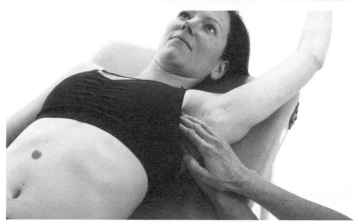

另一种方法是患者推后肩或将手臂向下放在床上以做出后缩
动作。不管是哪种方式，需要迅速释放压力，否则患者会感觉到
不适。

侧卧和坐姿的肩胛带治疗

让患者侧卧，肩部内旋，固定前肩，用双手移动肩胛骨。如果
患者出现任何活动受限的情况，请不要强迫患者做出此动作，应让
患者把手臂放在身前放松，然后继续治疗。在治疗姿势下，集中、

恰当的按压，细微、精确、主动的后缩、前伸、上提和下降等一系列动作可以非常有效地放松整个肩胛带，而且可以很精确地评估肩胛骨的动作及其不足，使治疗快速见效。

让患者坐下，向前推肩以前伸肩部，此时可以对斜方肌和菱形肌实施主动软组织松解术。在此部位可以施加一些阻力来增强放松的效果。患者可通过耸肩上提肩胛带，此时可以定位下层纤维。在治疗时，手臂主动运动的幅度较大，可以完成需要的肩胛带动作，从而能够轻松实施动态的主动软组织松解术。

肩部

肩关节的结构使肩部的关节活动度非常大，但是，正因如此，肩部缺乏被动的稳定性，必须依靠其周围肌肉的力量。任何肌肉功能障碍都会影响该关节自身的力量。肩部受伤后，对其实施的软组织松解术必须包含各种动作，这是非常有必要的，这样肩部失衡和活动受限才不会影响肩部的活动度和力量。

肩部屈曲

主要肌肉：胸大肌（锁骨纤维）、三角肌前束、肱二头肌长头部分和喙肱肌。

胸大肌和三角肌前束以及前伸肌协同运作使手臂能够向前移动，从而做出击打、前推及投掷等动作。内收同样也很剧烈，尤其是在水平面上的动作。

肩屈肌的治疗
让患者仰卧，抓住患者的手肘来固定其手臂，以确保其处于放松状态。在治疗胸大肌时，按压点要远离胸骨和锁骨，肩部伸展、

外展及侧旋共同动作以产生拉伸效果。或者，指导患者主动伸展以
完成主动软组织松解术。

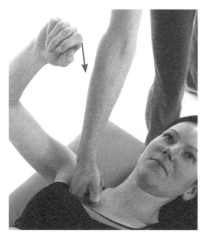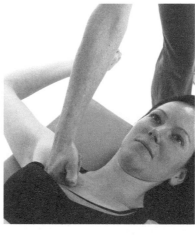

对胸大肌实施主动
软组织松解术：肩
部外展时轻握拳进
行按压（水平面、伸
展和侧旋）

通过这种方式来治疗整块肌肉，在这个敏感部位应缓慢地施加
压力，然后移向嵌入点，要确保按压呈一定角度。抓住患者的手，
移动肩部至侧旋，这是一种非常有效的伸展方式，对三角肌前束同
样见效。

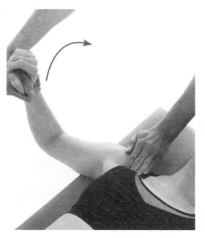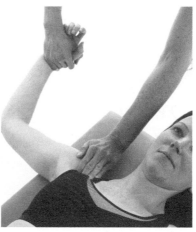

被动软组织松解术，
肩部按压及内旋

首先缩短肌肉并按压，治疗肱二头肌的长头部分和喙肱肌，然后伸展肩部。在类似纤维状的肌腱之间进行精确按压，从而让此敏感部位得到有效放松。

肩部伸展

主要肌肉：背阔肌、大圆肌、三角肌后束、肱三头肌长头部分。

肩部内收

主要肌肉：背阔肌、大圆肌、胸大肌和喙肱肌。

背阔肌是背部最宽的肌肉，是一个强有力的内收肌和肩伸肌。将手臂固定在头顶，背阔肌会向上提升躯干和胸大肌，常见的抬起下巴和收起下巴、自由泳动作循环的下冲以及攀爬等动作都有背阔肌的参与。肌腱嵌入点会发生拉伤，细微的软组织伸展和旋转动作都是比较有效的治疗方式。大圆肌，常被称为背阔肌的"小助手"，可以协助肩部内收肌，但是仅在菱形肌固定肩胛骨时有效。这3块肌肉对于维持肩部的稳定性非常重要，大圆肌在关节盂里面可以稳定肱骨头，背阔肌能够影响肩胛骨的活动，胸大肌连接手臂和躯干。

肩伸肌和肩内收肌的治疗

让患者俯卧，沿着背阔肌向上进行按压直到肱骨的嵌入点。对于大圆肌，从肩胛骨的下角起始点开始治疗，沿着肌肉施加压力直至触及嵌入点。每次按压时，肩部要外展。这同样可以在侧卧时进行，能够轻松指导患者进行主动和抗阻动作（见第25页）。如果治疗师钩住背阔肌下方，并远离前锯肌，那么此时患者主动屈曲可以有效伸展肌肉和筋膜。通过屈曲动作同样可以治疗三角肌后束和肱三头肌的长头部分。

肩部外展

主要肌肉：三角肌中束和冈上肌。

肩胛部位肱骨的任何运动都与三角肌有关。冈上肌协助三角肌中束完成肩部外展活动。

肩部外展肌的治疗

患者端坐时疗效最佳。对于三角肌前束，患者主动伸展肩部时可以用力按压；对于三角肌后束，肩部屈曲时用力按压。手臂内收时，中束会略微缩短，此时可以进行按压，但是这样做有点困难，尤其是当三角肌较为强壮时。另一种方法是让患者侧卧进行治疗。按压三角肌前束，指导患者伸展肩部或侧旋。按压后束并要求患者屈曲或内旋肩部。

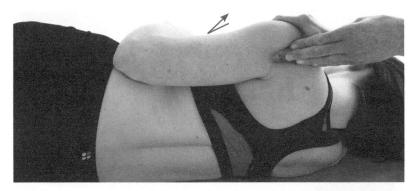

对三角肌后束实施主动软组织松解术

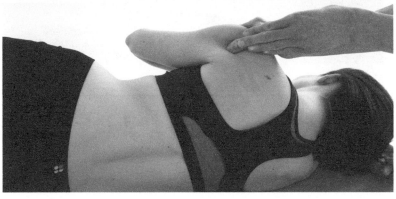

治疗三角肌中束，先让肩部外展，按压点远离肩峰，由患者自己主动内收肩部或由治疗师用支撑手内收肩部。

对三角肌中束实施
被动软组织松解术

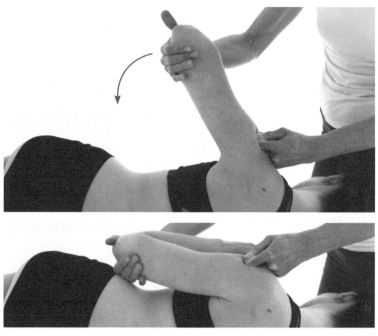

对三角肌中束实施
主动软组织松解术

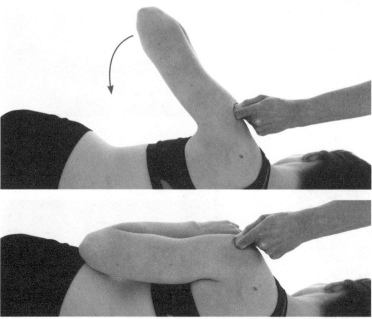

　　另一种方法：不用先缩短肌肉，而是让患者下推（内收），这样也能产生一些软组织放松效果。

　　对于冈上肌的治疗，让患者俯卧，肩部轻微外展。在对此肌肉实施软组织松解术之前，要确保斜方肌上束已经处于完全放松的状态，然后在患者缓慢内收肩部时用手指钩入关节窝，对冈上肌施加深层压力。

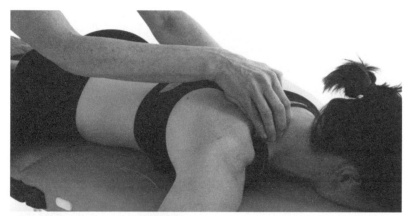

对冈上肌实施主动软组织松解术

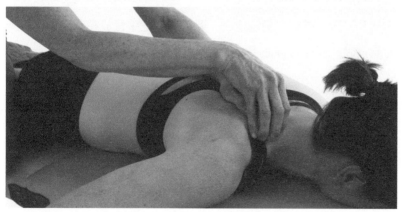

　　在远离肩胛骨连接脊椎的地方进行结缔组织按压，在这之前，每次都指导患者进行肩部内收。

肩部外旋

主要肌肉：小圆肌、冈下肌和三角肌后束。

肩部内旋

主要肌肉：肩胛下肌、大圆肌、背阔肌、胸大肌和三角肌前束。

肩袖肌

主要肌肉：肩胛下肌、冈上肌、冈下肌和小圆肌。

在肩部运动期间，肩袖肌对保持关节盂中的肱骨头的稳定性具有重要作用。当肱二头肌、肱三头肌和三角肌活跃时，它们也会抑制肱骨头向上的位移。这些肌肉易发生过度使用损伤和外伤。特定旋转的缺失是肩部疼痛的常见症状。

由于肩袖肌是共同运作的，因此有必要对这些肌肉以及其余参与旋转的肌肉，如胸大肌和背阔肌，进行全面的软组织放松以重新恢复其平衡。进行内旋测试时，要让患者把手背放在背部；进行外旋测试时，要让患者把手掌放在头部的后面。

后肩肌肉
❶冈上肌
❷冈下肌
❸三角肌后束
❹小圆肌
❺大圆肌

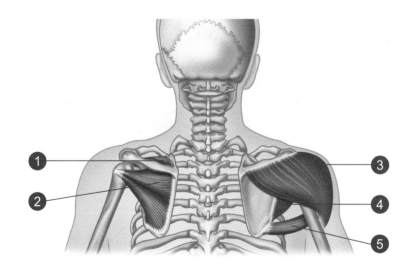

肩部问题

当肩部出现任何功能障碍或关节活动度减小的情况时，必须解决肩胛带肌肉组织的问题，尤其是前锯肌、胸小肌和朝向肩峰的斜方肌上束。肩胛带肌肉失衡现象以及后续的肩胛骨活动缺陷是很多肩关节过度使用导致肌肉受限的情况的根源。例如，缩短的张力亢进的前锯肌和胸小肌会向前并向上提拉肩胛骨，从而阻碍肩部的外展动作。

撞击综合征指肩部上提时，在喙肩弓下方的肩袖肌腱出现的压力和疼痛。撞击综合征的诱因是肩峰下空间狭小以及肩袖肌的无力和失衡。在撞击综合征的早期阶段，对肩胛带和肩袖肌实施软组织松解术极为有益，但是更为重要的是，必须解决其潜在病因，如肌肉失衡、错误的姿势和技术。

谨慎地治疗肌肉能够缓解肌腱炎。冈上肌腱（冈上肌腱炎）以及肱二头肌腱长头是肩部过度使用情况中最易受影响的肌腱。

冰冻肩，也称粘连性滑囊炎，是关节囊自身粘连所形成的，常见于关节囊下方，它会限制肩部的外展和旋转。这通常被认为是自身限制，并且最终在18个月后解除。在这种情况下，治疗肩袖肌，尤其是肩胛下肌，将有积极的效果。控制肌肉运动有助于损伤恢复，在缓解不适并加速恢复进程方面，轻柔的软组织松解术同样具有显著的效果。

肩袖肌的治疗

让患者俯卧，在肩胛骨、冈下肌和小圆肌上进行结缔组织按摩固定，同时缓慢地内旋肩部，实施被动软组织松解术。该部位热身后，指导患者主动进行肩部内旋。

对冈下肌实施主动软组织松解术

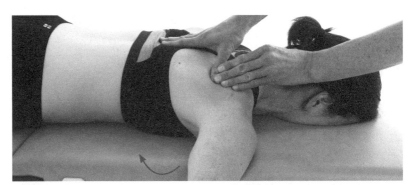

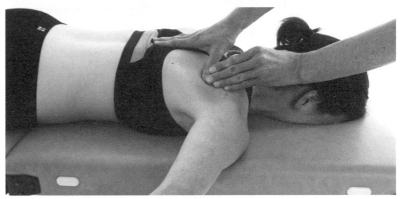

在治疗冈上肌前，必须先松解斜方肌上束。治疗师站在治疗床一侧，用手指缓慢地钩住冈上肌窝（如有必要可增大压力），以捏住斜方肌纤维；指导患者内收肩部。

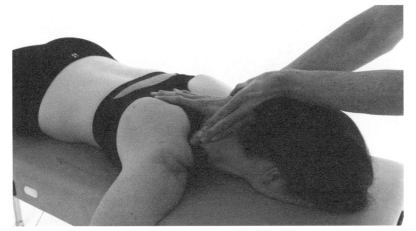

对冈上肌实施主动
软组织松解术

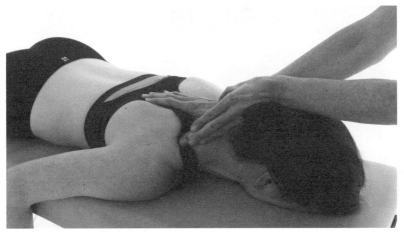

　　支撑手臂并使其外展90度，此时可以治疗肌肉肌腱连接处。手臂内旋，让连接处前移至表层位置，这样能够更轻松地定位实际的嵌入点。患者手臂外展并内旋，治疗师在患者主动运动时进行按压。实践证明，抗阻软组织松解术也有效果。

　　患者仰卧，手臂外展90度是治疗肩胛下肌的最佳姿势。在肩胛骨的前表面进行按压，指导患者进行肩部外旋。

对肩胛下肌实施
软组织松解术

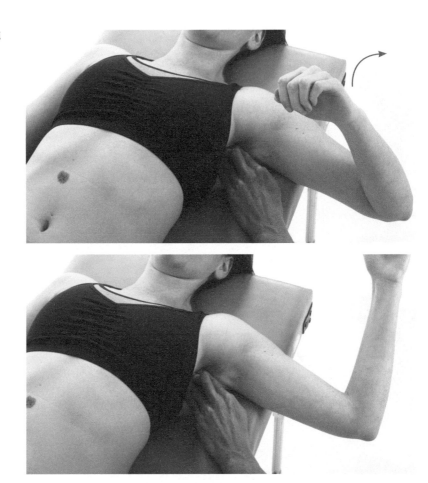

治疗肩袖肌时，患者可能会非常敏感，因此每次不要用力太大，而应该缓慢、系统地治疗整个部位。作为重塑训练，主动软组织松解术非常有效，而且这种方式可以让患者在舒适的范围内进行活动。

肘部

肘关节的稳定性主要取决于侧副韧带和周围的肌肉组织。在治疗肘部过度使用损伤时也要考虑颈部。外肘和内肘炎症与负责手腕动作的肌肉有关。常见的过度使用问题都源于动作错误以及反复的抓握和伸肘动作（常见于使用球拍的运动）。

肘部屈曲

主要肌肉：肱二头肌、肱肌、肱桡肌和旋前圆肌。

肱肌是主要的肘屈肌，在肘部伸展时具有控制动作的作用。肱肌会发生骨化性肌炎，因此在直接损伤后要细心护理。肱二头肌是强有力的旋后肌及肘屈肌，这些肌肉共同完成肘部运动，同时也负责肩部屈曲和肩关节的稳定性，但是其长头部分易受伤。肱桡肌作为一种屈肌，在肘部处于旋前和旋后之间时用力最多。

肘部伸展

主要肌肉：肱三头肌和肘肌。

肱三头肌是上臂后部唯一的一块肌肉。肘部快速伸展时，肱三头肌需要用力，因此任何涉及推的动作，如下推和上推，都能锻炼肱三头肌。击打或投掷动作会给肌肉附着处施加压力。该部位的肌肉较少发生拉伤，但是错误的动作技术会导致疼痛和肌肉撕裂，尤其是肌肉肌腱连接处。肘肌控制伸展动作。

前臂旋前

主要肌肉：旋前圆肌、旋前方肌和肱桡肌。

手臂旋前和屈曲时，旋前圆肌和屈肌一起用力，如骑马时抓缰绳的动作。如果旋前和肘部伸展动作一起进行，那么旋前方肌更加用力。

前臂旋后

主要肌肉：肱二头肌、旋后肌及肱桡肌。

肱二头肌是旋后动作中最用力的肌肉。如果旋后与肘部伸展动作一起进行，那么旋后肌最用力，并且旋后肌可通过最小的阻力给慢动作提供充分的力量。

肘部的治疗

让患者仰卧，屈曲肘部，轻轻抓住肱二头肌腹部的一侧。伸展、旋前以进行拉伸。

对肱二头肌实施被动软组织松解术

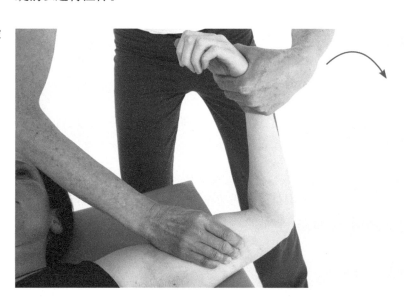

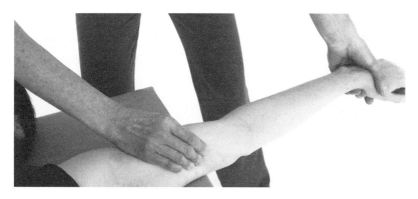

对肱二头肌实施被
动软组织松解术

　　按压整块肌肉，应特别注意肌肉的起始点。由于该部位比较
敏感，应注意按压的角度。按压外侧，直接在肱二头肌的下方进行
按压以作用于肱肌。患者的肩部在耳侧完全屈曲，沿着肱三头肌按
压，屈曲肘部。密切注意肌腱附着处。同时结合手臂的旋后和旋前
以及手肘的屈曲和伸展动作，可以有效治疗前臂的旋后肌和旋前
肌，并分离前臂肌肉。

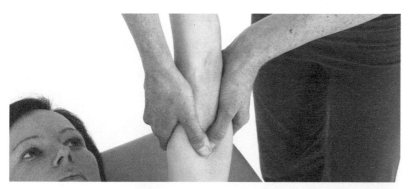

对肱三头肌实施主
动软组织松解术

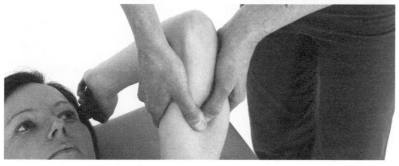

手腕

和脚踝类似，手腕处有一束结缔组织支撑着许多与腕关节相连的肌腱。屈肌支持带下有一个空隙，术语称为腕管。拇长屈肌、指深屈肌、指浅屈肌以及正中神经都从腕管中通过。后支持带支撑着此处伸肌的肌腱。

腕管综合征是管内充血的结果。任何涉及屈肌的重复性动作，例如抓握，都会导致肌腱发炎。如果手腕出现麻木和刺痛感，那表明正中神经可能也受到了影响。软组织松解术可以有效分离这些肌腱及其与支持带之间的粘连组织。这些症状一般可以通过手术来缓解，但是如果在病症出现的早期就实施软组织松解术，可以避免手术。

重复性劳损（RSI）往往伴随过度使用的问题，会导致后间隔肌腱发炎和粘连。在类似于打字和弹钢琴等重复性活动，或者使用球拍的运动中的反手击球中，伸肌会离心收缩以增强和控制力量，这些活动都会加剧重复性劳损。

手腕扭伤常见于接触型体育运动，在早期治疗中实施软组织松解术是一种很好的方式，可以确保力量得到较好的恢复。任何手腕问题都有必要对整个前臂和手部进行系统的治疗，还需要考虑外展、内收、屈曲、伸展动作。对手腕实施软组织松解术可以分离单个肌腱和支持带之间的粘连组织。

手腕伸展

主要肌肉：桡侧腕长伸肌、桡侧腕短伸肌、尺侧腕伸肌、指总伸肌、示指伸肌、小指伸肌、拇长伸肌、拇短伸肌。

手肘外侧疼痛通常被归为网球肘（肱骨外上髁炎）。这个术语指过度使用损伤，常见于使用球拍的运动和手工劳动，导致伸肌总

腱（CEO）出现慢性炎症，导致肌腱或肌肉肌腱连接处以及骨膜腱
鞘连接处出现纤维化。网球肘的治疗可以结合RICE法以及伸展，
软组织松解术也是一个很有效的治疗方法。在对粘连组织进行特别
治疗之前，一般要先对前臂进行治疗。

手腕屈曲

主要肌肉：尺侧腕屈肌、桡侧腕屈肌、掌长肌、指浅屈肌、指
深屈肌以及拇长屈肌。

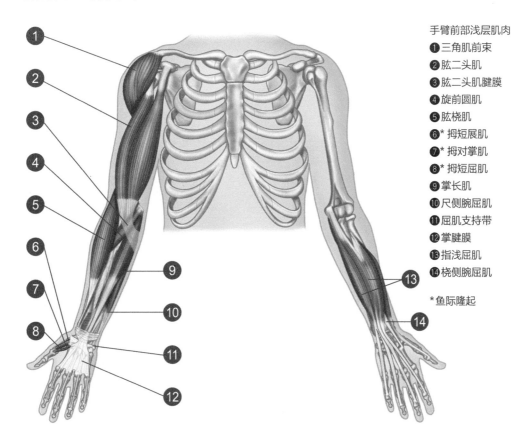

手臂前部浅层肌肉
❶ 三角肌前束
❷ 肱二头肌
❸ 肱二头肌腱膜
❹ 旋前圆肌
❺ 肱桡肌
❻* 拇短展肌
❼* 拇对掌肌
❽* 拇短屈肌
❾ 掌长肌
❿ 尺侧腕屈肌
⓫ 屈肌支持带
⓬ 掌腱膜
⓭ 指浅屈肌
⓮ 桡侧腕屈肌

*鱼际隆起

肘部内侧出现疼痛，屈肌总腱有炎症，一般是"高尔夫球肘"
（肱骨内上髁炎）。肘部内侧疼痛没有外侧疼痛常见，而且治疗通常
见效更快。

手腕外展

　　主要肌肉：桡侧腕屈肌、桡侧腕长伸肌、桡侧腕短屈肌、拇长展肌以及拇短伸肌［在关节上发生手腕外展（桡偏）］。

手臂后部浅层肌肉
❶肱三头肌
❷肱桡肌
❸肘肌
❹尺侧腕伸肌
❺桡侧腕长伸肌
❻指伸肌
❼伸肌支持带
❽尺侧腕屈肌

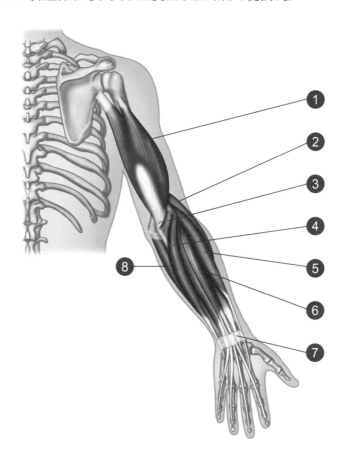

手腕内收

　　主要肌肉：尺侧腕屈肌和尺侧腕伸肌［一起完成手腕内收（尺偏）］。

手腕的治疗

　　让患者仰卧，屈曲手腕进行按压，从手腕到肘部对伸肌实施软组织松解术。对伸肌进行集中按压以拉伸经常出现粘连和充血的筋膜。

如果患者出现了任何形式的网球肘，治疗师应找到伸肌总腱，在患者屈曲手腕时对其进行结缔组织按压。在手腕背部定位按压点，从支持带中分离伸肌肌腱。避免触碰炎症部位，集中治疗充血部位而不是放松。

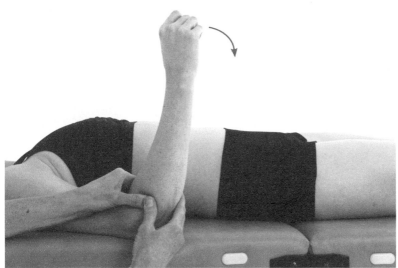

对伸肌总腱实施主动软组织松解术

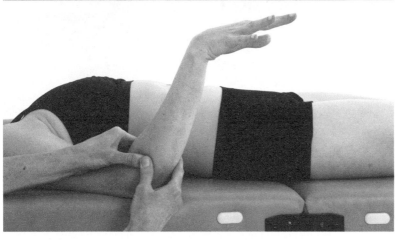

以同样的方式治疗屈肌，但是要对手腕进行按压和伸展以释放压力。对手腕的屈肌腱施加压力可以缓解腕管综合征，手腕屈曲后结合外展和内收动作都能强化放松效果。

对屈肌总腱实施主
动软组织松解术

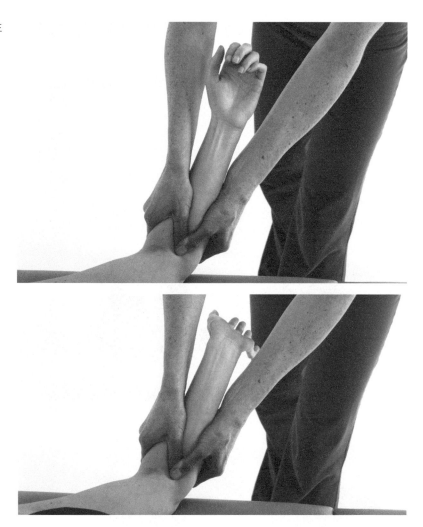

手

　　拇短屈肌、拇短展肌以及拇对掌肌共同形成了鱼际隆起。小趾
屈肌、小趾展肌和小趾对掌肌共同形成了小鱼际隆起。第1掌骨背
部塌陷形成"解剖学鼻烟窝"（译者注：手背拇指和食指之间的凹
陷处），拇短伸肌形成其外侧缘，拇长伸肌形成其内侧缘。德奎尔
万病，得名于影响拇短伸肌和拇长展肌的腱鞘炎或狭窄性腱鞘炎。

手指屈曲

主要肌肉：指浅屈肌、指深屈肌、蚓状肌、骨间肌和小指短屈肌。

手指伸展

主要肌肉：指总伸肌、小指伸肌、示指伸肌、骨间肌和蚓状肌。

拇指屈曲

主要肌肉：拇长屈肌、拇对掌肌和拇短屈肌。

拇指伸展

主要肌肉：拇长伸肌、拇短伸肌和拇长展肌。

拇指外展

主要肌肉：拇长展肌和拇短展肌。

拇指内收

主要肌肉：拇收肌。

拇指对掌

主要肌肉：拇对掌肌和拇短屈肌。

掌指关节屈曲的同时指间关节伸展

主要肌肉：蚓状肌和骨间肌。

手指外展

　　主要肌肉：骨间背侧肌、小指展肌和拇短展肌。

手指内收

　　主要肌肉：骨间掌侧肌和拇收肌。

手指对掌

　　主要肌肉：小指对掌肌。

手的治疗

　　在球类和体操运动中，手指和拇指扭伤非常典型。软组织松解术可加速其愈合和恢复过程。为了治疗鱼际隆起，按压鱼际，指导患者全方向伸直拇指。对于治疗小鱼际隆起，按压并伸直小指。在伸肌间进行按压并且屈曲手掌来治疗伸肌，手指伸肌要和前臂伸肌一起治疗，手掌和腕屈肌一起治疗。

对鱼际隆起实施主动软组织松解术

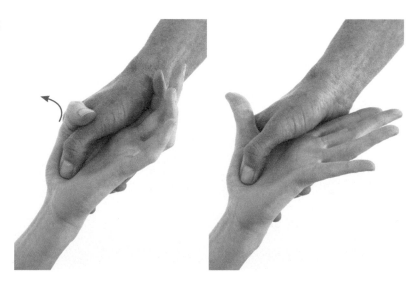

第6部分
比赛前后的治疗

比赛按摩

比赛按摩意味着要让运动员在运动中取得更好的成绩，它不仅可以提升运动成绩还可以加速恢复进程。运动按摩的益处已经被广泛认可，在涉及高强度身体活动的重大赛事中，可以为运动员提供运动按摩治疗以及其他治疗，如物理治疗。在体育赛事及舞蹈等其他活动中都可以进行按摩治疗。大部分专业体育赛事机构都会雇佣按摩治疗师，很多运动员都有私人治疗师陪同其旅行和参赛。公众非常认可技能熟练的按摩治疗的重要性，而且按摩治疗已经渗透到了俱乐部级别的体育赛事以及业余舞蹈活动之中。在近几年的比赛中，对于运动按摩治疗的需求急剧增加。

赛前按摩

赛前按摩在比赛前几天进行，赛前的常规按摩可以确保身体功能良好，运动员能够保持一定的身体状态，即在所有重要比赛时刻都能达到所需的巅峰状态。有时一些特定的身体部位会出现问题，治疗师可以利用软组织松解术对该部位进行定位和重点治疗。根据以往的经验，赛前大约两天可以进行深层的预防性按摩。在临近比赛时必须采用更加慎重的按摩方式，因为任何治疗后结构上的重组和自动反应以及小组织的酸痛都会给比赛成绩带来负面影响。

在比赛开始前几天，竞技场上的许多运动员如果发现治疗对提升最佳成绩所需的精神状态不利，那么他们将不愿意进行治疗。这种情况是可能发生的，例如，如果运动员想提升自身的斗志来获得最佳成绩，但是治疗会让他们感到非常放松，那么运动员就不愿意进行治疗。还有证据表明传统的按摩技术会抑制肌肉爆发力，例如赛前轻抚按摩法。但是，对此没有快速又有效的捷径可走，每个人的情况都不尽相同。很显然，如果运动员和治疗师有一段时间的合作交流，那么治疗师就能清楚地了解运动员的精神状况、个人偏好以及身体状况。治疗师和运动员基于双方的相互了解和信任，可以共同对目前的比赛进行准备。假如双方互相不了解，治疗师也应该明白心理准备和身体准备同等重要，需要了解运动员的偏好，在比赛开始之前的什么时间可以进行治疗。

热身前按摩

赛前按摩已经越来越普遍，在比赛之前的运动场上非常常见，在这种情况下，赛前按摩的作用因人而异。训练有素的、有比赛经验的运动员总能清楚地了解自己需要怎样的身体和精神感受，才能表现得更好。但是，这些感受对于每个运动员而言都是不同的，不仅是因为个性差异，还因为不同的比赛项目有不同的要求。有些比赛项目需要运动员像一根螺旋式弹簧，快速完成跳跃动作，这种情况一般常见于爆发式比赛项目，例如举重；而其他比赛项目，例如射箭或射击，需要身心放松，沉着平稳。因此，一些运动员在热身前可能不愿意进行及时的按摩治疗，而另一些运动员却很愿意。选择何种治疗方式取决于运动员的个人偏好和比赛项目的性质。

热身后按摩或按摩热身

传统按摩的局限性和弊端会影响运动员的比赛成绩，而软组织松解术可以提供多个益处，其中之一就是可以实施主动的软组织松解术。大部分比赛都需要高强度的身体活动，热身环节需要逐步增强动态运动的强度。因此，使用深层、缓慢的轻抚按摩和捏挤的放松按摩方法，从精神状况上来说不太合适，身体上也会感觉到疲软无力、过分放松，而软组织松解术是动态多变的。运动员在完成所需的运动时，治疗师可以对运动员进行主动的功能性治疗，这样的方式可以让运动员有一种控制感。这对比赛前的准备和热身水平非常重要，并且能够避免因为按摩而让运动员在精神上过分放松的弊端。软组织松解术能够增强运动员的力量，它所使用的运动都属于常规动态准备运动中的功能性运动。

在实际比赛中，软组织松解术的另一个优势在于其用途广泛，几乎不需要器材。即使临时实施软组织松解术也很简单，无须相关设施也能进行有效的治疗。以坐姿、跪姿或在地上的卧姿都可以轻松开展软组织松解术，这种非正式的形式会让运动员愈加兴奋，而兴奋感正是运动和比赛中需要的。运动员以站立或负重的方式都可以接受软组织松解术治疗，例如对小腿进行软组织放松。即使不使用精油或乳液，隔着衣服也能实施软组织松解术。这样做有非常明显的益处，尤其是在寒冷的天气中没有可以遮挡的地方时。

在赛前，软组织松解术的另外一个优势是其时间效率。在团队项目中，只有一个治疗师时，不可能对每个运动员实施赛前按摩。但是运用软组织松解术则不同，如有必要，治疗师能够关注到所有团队成员，快速而精确地治疗关键部位，不会浪费时间。

最后，在比赛前，很多运动员不想把精油或乳液涂抹在皮肤上，在不涂抹精油的情况下，对于热身和放松软组织，软组织松解术是一种较为有用的技术。在使用球拍的运动及皮划艇运动中，正确、合理的抓握非常重要，手上有残余的乳液不利于参与这类运动比赛。

赛前按摩和损伤

有时运动员可能会受一些小伤，因而难以决定是否继续比赛。

对于一些处于职业巅峰的运动员来说，因小伤痛而放弃一场重要的比赛是灾难性的。通常情况下，运动员会选择继续比赛，即使这意味着伤痛加重甚至是成绩不佳。

是否带伤参赛的最终决定权在于物理治疗师、教练、运动员甚至是医生。如果决定继续参加比赛，那么软组织松解术就能够发挥重要的作用，其他的一些干预方式，如贴扎，也具有一定的作用。治疗的目的不是治愈伤痛，而是缓解伤痛，让运动员能够继续比赛，并降低伤痛加重的风险。物理治疗师必须帮助运动员治疗并缓解伤痛症状。事实上，采用哪种治疗方式取决于后续的比赛形势。完全恢复需要时间，因为这涉及生物进程。大多数情况下，身体对初始治疗的反应比较消极，因为瘢痕组织的破裂和粘连组织的分离会导致一些不适以及炎症。可想而知，赛前治疗的时间的确非常紧张。

如果在赛前治疗伤痛，应该让运动员清楚地了解治疗并不是治愈，只是缓解症状的临时措施。这实际上是控制伤痛的方法，而不是治疗方法。

例如，在高水平的中程跑步比赛中，大家都期望运动员到达终点，但是如果运动员在跑步中感到疼痛，这很有可能意味着胫骨中部应力综合征。治愈这种伤痛需要包含一系列的治疗过程以及针对深层后间隔的治疗。任何一种治疗方式都会让运动员在开始时感到疼痛，并且不能正常跑步。在这种情况下，软组织松解术作为一种临时治疗手段，可以缓解胫骨的压力及其炎症，从而减轻疼痛，但并不能根治。结合定期的冰敷，对整个小腿的粘连组织进行温和的治疗，能够让患者得到最大限度的放松，并把伤痛加剧的风险降至最小，这或许能够让运动员继续跑步。在放松过程中以及放松之后，运动员需要接受更多的治疗，并且运动员应该意识到实际的治愈需要哪些长期的治疗方式。

简言之，赛前按摩治疗伤痛包含各种方法，治疗应该是无创的，而且不能使伤痛加剧，其目的是消肿化瘀，有助于恢复身体的运动功能。治疗时可综合运用专门的贴扎及无负荷技术，按压并保护过度使用的纤维组织。患者必须了解治疗方法的局限性。

赛后按摩

赛后按摩的主要目的是加速患者的恢复过程，最大限度地确保所有身体功能恢复正常。如果运动员在赛后感到筋疲力尽或受伤，不能自己进行放松运动，那么可以利用赛后按摩来进行恢复，但是不能将其视为放松过程的替代方案。这是因为按摩可以轻缓地伸展组织，如同放松运动，通过促进血液循环把肌肉中的废弃产物排出体外。

相比于其他治疗方式，赛后按摩可以放松精神和身体，有助于降低受伤的可能性，促使运动员更快地恢复训练。

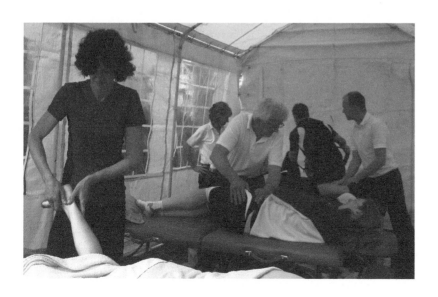

重要的是运动员必须了解赛后按摩并不能治愈伤痛。赛后立即按压组织并不合适。运动员在赛后会感到筋疲力尽，带有微小的创伤，并且极有可能出现脱水和疼挛。所以，应该通过延长和伸展纤维组织来温和地缓解肌肉充血症状。治疗师可以利用较为舒适的恢复性按摩手法，让肌肉变得松软。假如确实受伤，最好且最简单的方法是冰敷，比赛恢复之后再进行特定的治疗。软组织松解术很轻柔，赛后应主要使用轻抚和揉捏按摩的手法来进行恢复。这种赛后按摩的手法又被称为"冲洗"。如果运动员选择用冰浴来辅助恢复，首先应进行冲洗按摩。

为了妥善进行赛后按摩，防止出现不可预估的因素，赛后按摩与赛前按摩同样必须具备即时性、多功能性和专业性。例如，天气因素可能会导致额外的问题，必然难以安排时间，治疗师有时也要努力去解决运动员在寒冷天气里没有遮挡场所的问题。这是赛事期间按摩所面临的挑战。

赛事期间按摩

治疗师有时会帮助运动员在某些场合中综合运用赛前和赛后按摩方法。例如，舞蹈表演转场、十项全能比赛以及个人和团队接力比赛之间。在这种情况下，治疗师必须同时具备恢复性和准备性技术。很显然，治疗师需要利用自身的判断能力和经验来评估运动员的身体因素，而且对运动员的精神状态也要具有敏感性。

赛事期间按摩令人极为兴奋且效果显著，但是也会造成情绪上的波动，因为治疗师要和运动员同心协力，分享希望、焦虑和预期结果。赛事期间按摩是最具成效的运动按摩方法。

第7部分
针对年轻运动员的软组织松解术

看到儿童自由自在地玩耍真是令人赏心悦目。这些游戏活动很自然地利用了体能的各个方面来提高自身健康水平及平衡能力，包括突然起跑、跳跃障碍物、在运动场上攀爬或爬树、在木杠上保持平衡、单脚或双脚跳等各种活动。当他们摔倒或受伤时，一般会快速而轻松地跳起来，但是这些预备性、重塑性的运动并没有让他们意识到自己身体的价值。因此，不断地参加各种游戏活动会让儿童非常开心，也不会出现各种慢性疼痛。但是鼓励儿童完成重复性动作并不明智，因为这会给孩子增加太多的情绪压力。

儿童长大后会参加正规的训练和特定的体育运动或其他活动，如舞蹈，这有助于他们掌握特定活动的技巧，并提升特定活动所需的身体素质。例如，柔韧性是体操运动的先决条件。这种早期的训练意味着他们可以在特定的运动项目和活动中达到较高的标准，或者达到一定的技能水平，从而终身受益。正确的技巧同样可以降低受伤的风险。当然，教练具有较高的专业知识水平，了解身体发展的相关知识也至关重要。肌肉收缩产生过大的力量会给软组织和正在生长的骨骼带来明显的不利影响，因此必须重视严重的疼痛信号。高水平的教练应该对年轻运动员可能经历的发育高峰了如指掌，从而在此期间降低训练强度，转而强调协调能力和身体恢复。注意观察发育性疼痛或训练过度的早期信号，无论是精神还是身体上的，这样能减少所需要的休息时间。

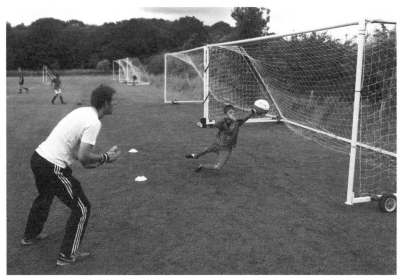

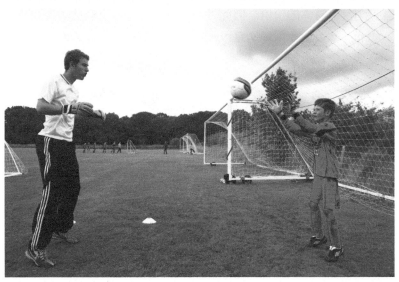

软组织松解术对于年轻人是有益的技术

- 软组织松解术可以教育年轻人注意自己的身体，能够帮助他们确定受限的身体部位并进行调整，有助于他们了解任何部位的疼痛或紧绷感都可能是源于距离较远的受限部位，同时还有助于他们掌握技能并提升运动的协调能力。

- 软组织松解术有助于他们缓解心理或情绪压力。他们会对比赛感到焦虑，担心学校考试，担忧与朋友们的关系。软组织松解术能缓解生理应激反应，如因为繁重的学业或过重的书包而导致颈部和肩部逐渐积累的张力。

- 如果能在早期发现身体的疼痛，软组织松解术可以起到缓解作用。有时，儿童会因为过于活跃而导致肌肉紧绷，一些肌肉出现疼痛，尤其是在晚上，软组织松解术可以快速缓解疼痛并释放压力。

- 在有些情况下，如胫骨粗隆骨软骨病和跟骨骨骺炎，软组织松解术可以拉长肌肉，并确保正确分离肌肉群，从而释放肌肉肌腱连接处的牵引力。对于胫骨粗隆骨软骨病，软组织松解术可用于治疗股四头肌和髌骨韧带；对于跟骨骨骺炎病，软组织松解术可以针对腓肠肌、比目鱼肌及跟腱进行治疗。

第8部分
针对老年人的软组织松解术

随着年龄增加，我们的结缔组织会硬化，水分子不再和结缔组织基质中的胶原蛋白相结合，从而造成结缔组织脱水。旧伤、重复拉伤以及常年适应不良身体姿势带来的压力都会导致结缔组织硬化。

老年运动员

很多积极运动的人士在听到训练量减少时会比较高兴，训练量降低，训练强度也降低，他们的疼痛和肌肉活动受限问题不会加剧。他们很相信一句古老的名言：衰老是自然规律。但是，我们要记住，运动是维持结缔组织润滑的重要因素，而且我们还应该了解微撕裂和修复是肌肉维持特定活动所需力量的方式，因此不应该停止运动。有研究表明，一些老年运动员的运动量急剧下降主要是因为训练强度下降了。

因此，建议保持合理水平的训练量，但是避免一些高强度接触型体育项目或涉及很多冲撞、旋转和扭转动作的活动是非常明智的。对于老年运动员而言，治疗的重点是恢复，软组织松解术有助于促进组织修复。老年运动员不仅要考虑降低训练强度，还要降低整体训练量。例如，减少实际训练环节，安排更多的时间用于休息和恢复，也可以进行一些拉伸和低强度的力量训练，例如适当的普拉提训练。

软组织松解术和常见老化问题

很多被归为"老年"问题的运动受限可以得到缓解。我们会注意到这样一种常见的老年症状，即不旋转躯体就难以转动头部，倒车时这个问题会表现得比较明显。这种动作受限通常是常年积累导致，往往与肩胛带伸肌和颈屈肌缩短有关。我们在生活中常常久坐，头部和肩部前伸拉长就会导致此类问题。软组织松解术可以治疗缩短肌肉，矫正错误的姿势，从而显著提高相关部位的关节活动度，并降低任何与之有关的疼痛感。如果疼痛发现得较早，那么就能降低颈部退行性变化的风险。

很多老年人都患有骨关节炎，即关节发炎，这通常是由关节软骨磨损引起的伤痛。因关节软骨过度磨损，之前的损伤没有治愈以及肌肉失衡等情况的持续，骨关节炎就会愈发严重。这一问题同样具有遗传因素，因此有些人可能更容易出现相关症状。

解决动作受限和肌肉失衡问题可以明显降低关节的疼痛感。运动可以促进关节滑液的分泌。解决关节处软组织受限问题有助于恢复并提高运动能力，运动又促进了关节滑液的分泌，形成了一个保护关节软骨的循环过程。

有些人会因关节周围肌肉的长期失衡而患关节炎。一个常见的例子是膝关节处的股四头肌和股直肌会慢性缩短，久坐的生活方式会加剧这个问题。股四头肌缩短会限制膝盖屈曲，长时间地持续该动作会改变膝关节的生物力学机制，造成膝关节失衡，关节面磨损，进而引发炎症。如果发现得早，及时释放股四头肌的压力，就能缓解因骨关节炎而产生的疼痛。但是若发现得晚，也有临床证据表明，可在膝关节置换术前对股四头肌进行软组织放松治疗，以促进术后恢复。

软组织松解术和骨关节炎

- 一定要治疗所有会影响关节运动的肌肉，尤其要放松高张性的组织。

- 在急性期，治疗要避开关节的发炎部位。

- 炎症消除后应治疗关节的周边组织，放松瘢痕组织、粘连组织以及变厚的结缔组织。

第9部分
自我治疗

正确地进行自我治疗有助于我们从一天的高强度的训练或辛苦工作之中放松并恢复。通常情况下，我们可能没有时间或没有经济能力去请物理治疗师为我们进行常规治疗。经常进行短时间的自我治疗，即通过释放肌肉压力和缓解组织受限的自我治疗方式，可以降低我们受伤的风险，使我们受益匪浅。

与其他很多按摩技术相比，软组织松解术更加简单，这是因为肌肉在治疗时并不需要完全放松。另外，由于许多治疗技术需要患者主动进行，患者必须定位治疗部位并进行相应的伸展，软组织松解术的动态特性使患者能够自己轻松地完成治疗。

事实上，我们会本能地对肌肉进行治疗。例如有些人感到颈部僵硬，他可能会揉捏斜方肌上束，左右转头或耸肩，几乎无须指导就能让这些本能的反应动作有效地缓解粘连和高张组织的症状。利用按摩工具，例如按摩棒（就像牧羊人的木棍），可以让自我治疗变得更加简单、轻松，在肩胛带前伸时，把按摩棒放在肩部上方来治疗肩胛骨之间的区域。

对于肘部、手腕和拇指使用过度的情况，也可以通过自我治疗进行放松和缓解。这些部位很容易触及，因此很方便进行治疗。

自我治疗少有病例涉及除拇指以外的其他手指，因为它们很少出现疲劳的情况。

膝盖伸展时, 把腘绳
肌放在手指上休息,
并维持深度按压动作

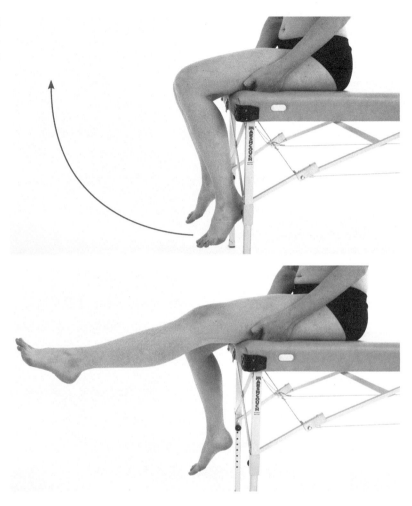

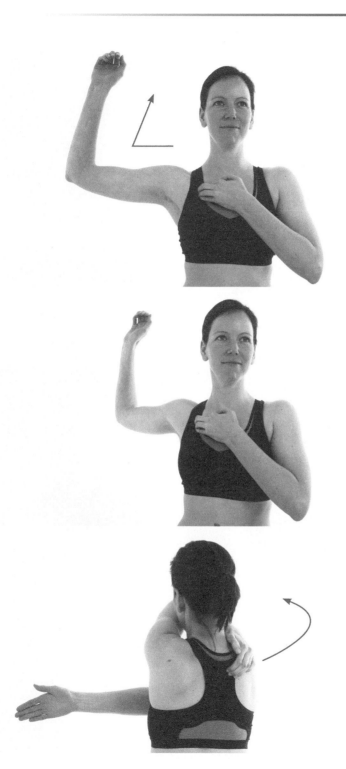

肩部水平外展时，将手指放在锁骨和胸大肌之间，按压更深层的胸小肌

肩胛带前伸时，用手指钩住斜方肌中束和菱形肌

颈部侧屈时，用手
钩住斜方肌上束

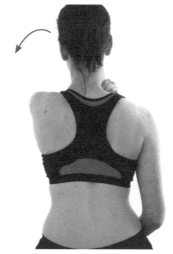
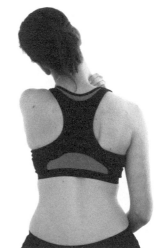

脊椎屈曲时，用指
关节按压竖脊肌

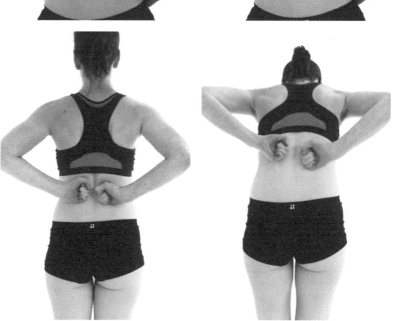

附录1
关节运动解剖学术语

屈曲	运动时关节角度变小。
伸展	运动时关节角度变大。
外展	远离身体中线的运动。
内收	靠近身体中线的运动。
内旋	绕纵轴旋转，靠近身体中线。
外旋	绕纵轴旋转，远离身体中线。
环绕（回旋）	屈曲、伸展、外展、内收及内旋、外旋的综合运动。
上提	上升运动。
下降	下降运动。
后缩	肩胛骨向后运动，靠近身体中线。
前伸	肩胛骨或头部向前运动。
肩胛骨外旋	肩峰上提时肩胛骨下角向侧面运动。
肩胛骨内旋	肩峰下降时肩胛骨下角向中线旋转。
旋后	手掌向上的动作。
旋前	手掌向下的动作。
跖屈	脚底向下屈曲的动作。
背屈	脚背向胫骨前方运动。
外翻	脚底向外翻转，重量在足部内侧边缘上。
内翻	脚底向内翻转，重量在足部外侧边缘上。
脚趾屈曲	脚趾向下的动作。
脚趾伸展	脚趾向上的动作。

附录 2
常见的姿势缺陷

侧面视角

头部姿势	颈椎过度向内屈曲，下巴向前伸出。
胸椎后凸（驼背）	胸椎曲线过度凹陷。
直背	胸椎曲线凹陷不足。
腰椎前凸	腰椎曲线过度凹陷。
平背	腰椎曲线凹陷不足。
骨盆姿势	骨盆前后倾斜。
后摆	骨盆向前，无论是中立还是向后倾姿势，都与背部和双腿有关。
膝过伸	膝盖后部凹陷。
扁平足和高弓足	足弓扁平和足弓过高。

后方视角

头部姿势	头部偏向一侧。
脊柱侧弯	脊柱曲线侧偏或屈曲。
肩胛骨姿势	肩胛骨下角的水平，肩峰的水平，翼状肩胛。
髂后上棘姿势	髂后上棘的水平。
膝外翻和膝内翻	内八字脚和外八字脚（弓形腿）。
足部姿势	中足过度外翻（旋前），跟骨外翻和内翻。

姿势平衡
❶颈部
❷肩胛带
❸腰部
❹骨盆
❺膝盖
❻足部

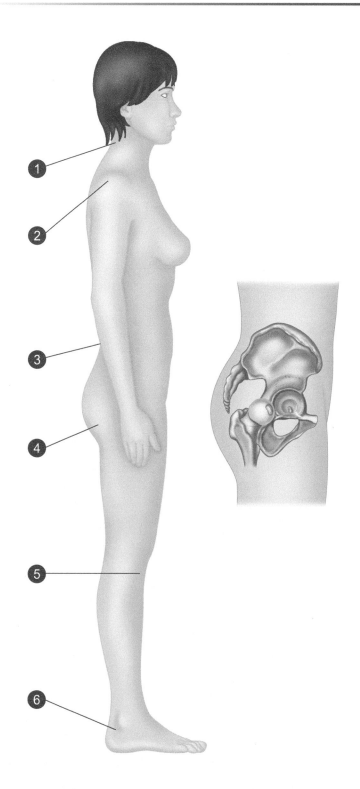

脊椎
❶颈曲
❷胸曲
❸腰曲
❹骶曲
❺尾骨

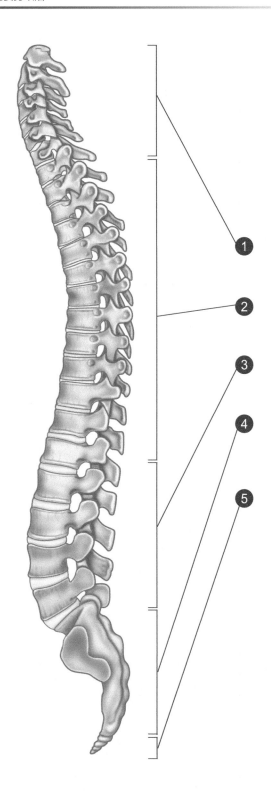

❶

❷

❸

❹

❺

参考文献

Anatomical Chart Co., Chicago. *Muscular System and Skeletal System.*

Anderson, B. 2010. *Stretching, 30th Anniversary Edition*. Shelter Publications, Bolinas.

Andrews, E. 1991. *Muscle Management*. Thorsons, London.

Barcsay, J. 1999. *Anatomy for the Artist*. Black Cat, USA.

Barnard, D. 2000. The effect of passive 'soft tissue release' on elbow range of movement and spasticity when applied to the elbow flexors and forearm supinators of a hemiplegic stroke patient: A single case study. Brighton University.

Bergmark, A. 1989. Stability of the lumbar spine: a study in mechanical engineering. *Acta Orthopedica Scandinavica*, 230: 20–24.

Butler, D. 1991. *Mobilisation of the Nervous System*. Churchill Livingstone, Edinburgh.

Cantu, R. I. & Grodin, A. J. 2000. *Myofascial Manipulation: Theory and Clinical Application*. Aspen Publishers Inc., Maryland.

Cantu, R. & Grodin, A. 1992. In: J. DeLany, 'Connective tissue perspectives'. *Journal of Bodywork and Movement Therapies*, 4(4): 273–275.

Cash, M. 1996. *Sport and Remedial Massage Therapy*. Ebury Press, London.

Cash, M. 2012. *Advanced Remedial Massage*. Ebury Press, London.

Chaitow, L. 1990. *Soft Tissue Manipulation*. Healing Arts Press, Vermont.

Chaitow, L. 1996. *Modern Neuromuscular Techniques*. Churchill Livingstone, New York.

Commerford, M. J. & Mottram, S. L. 2001. Movement and stability dysfunction: contemporary deve–lopments. *Journal of Manual Therapy*, 6(1): 15–26.

Dick, F. 1992. *Sports Training Principles*. A&C Black, London.

Gray, H. 1993. *Gray's Anatomy*. Magpie Books Ltd, London.

Grisogono, V. 2012. *Sports Injuries, 2ed*. Lotus Publishing. Chichester.

Holey, E.A. 2000. Connective tissue massage: A bridge between complementary and orthodox approaches. *Journal of Bodywork and Movement Therapies*, 4(1): 72–80.

Juhan, D. 1987. In: J. DeLany, 'Connective tissue perspectives'. *Journal of Bodywork and Movement Therapies*, 4(4): 273–275.

Juhan, D. 1998. *Job's Body: A Handbook for Bodywork*. Station Hill, Barrytown Limited.

Lederman, E. 2005. *The Science and Practice of Manual Therapy: Physiology, Neurology and Psychology*. Churchill Livingstone, Edinburgh.

Lowe, W. W. 1999. Active engagement strokes. *Journal of Bodywork and Movement Therapies*, 4(4): 277–278.

McAtee, B. 2007. *Facilitated Stretching, 3ed*. Human Kinetics, Champaign.

McMinn, R. M. H., Hutchings, R. T., Pegington, J. & Abrahams, P. H. 2002. *A Colour Atlas of Human Anatomy*. Mosby, New York.

McMinn, R. M. H., Hutchings, R. T. & Logan, B. M. 1982. *A Colour Atlas of Foot and Ankle Anatomy*. Mosby, New York.

Myers, T. W. 1997a. The 'anatomy trains': Part 1. *Journal of Bodywork and Movement Therapies*, 1(2): 91–101.

Myers, T. W. 1997b. The 'anatomy trains': Part 2. *Journal of Bodywork and Movement Therapies*, 1(3): 134–145.

Myers, T. W. 2008. *Anatomy Trains, 2ed*. Churchill Livingstone, London.

Noakes, T. 2002. *Lore of Running*. Human Kinetics, Champaign.

Norris, C. M. 2011. *Managing Sports Injuries: A Guide for Students and Clinicians*. Churchill Living–stone, London.

Oschman, J. L. 1997a. What is healing energy? Gravity, structure and emotions. *Journal of Bodywork and Movement Therapies*, 1(5): 297–309.

Oschman, J. L. 1997b. In J. DeLany, 'Connective tissue perspectives'. *Journal of Bodywork and Movement Therapies*, 4(4): 273–275.

Plastanga, N. & Soames, R. 2008. *Anatomy and Human Movement Pocketbook*. Churchill Livingstone, London.

Read, M. and Wade, P. 2009. *Sports Injuries, 3ed*. Churchill Livingstone, London.

Rolf, I. P. 1992. *Rolfing, 1e*. Healing Arts Press, Vermont.

Schleip, R., Findley, T., Chaitow, L. & Huijing, P. 2012. *Fascia: The Tensional Network of the Human Body: The Science and Clinical Applications in Manual and Movement Therapy*. Churchill Livingstone, London.

Stone, R. & Stone, J. 2011. *Atlas of Skeletal Muscles, 7ed*. McGraw–Hill, New York.

Tortora, G. J. & Anagnostakos, N. P. 1997. *Principles of Anatomy and Physiology, 8ed.* John Wiley & Sons, Chichester.

Williams, D. 1995. In: J. DeLany, 'Connective tissue perspectives'. *Journal of Bodywork and Movement Therapies*, 4(4): 273–275.

Wilmore, J. H. & Costill, D. L. 2007. *Physiology of Sport and Exercise*. Human Kinetics, Champaign.

Wirhed, R. 2006. *Athletic Ability and the Anatomy of Motion*. Mosby, New York.

Ylinen, J. and Cash, M. 1988. *Sports Massage*. Ebury Press, London.